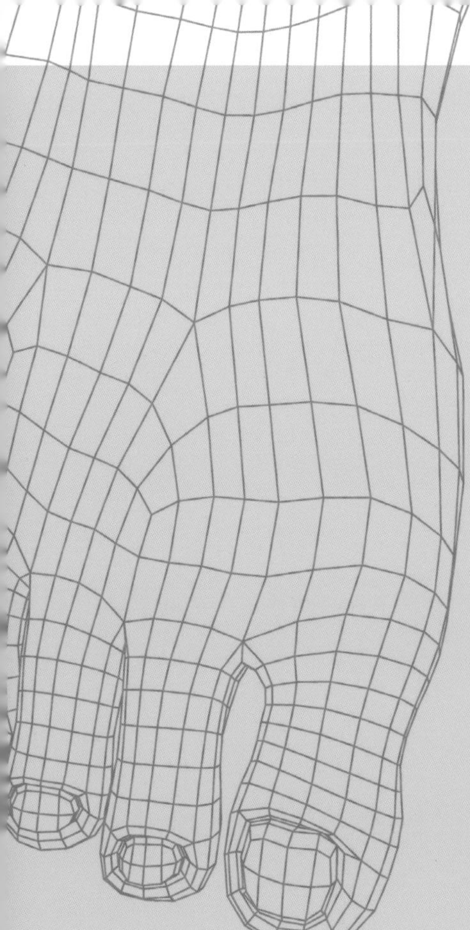

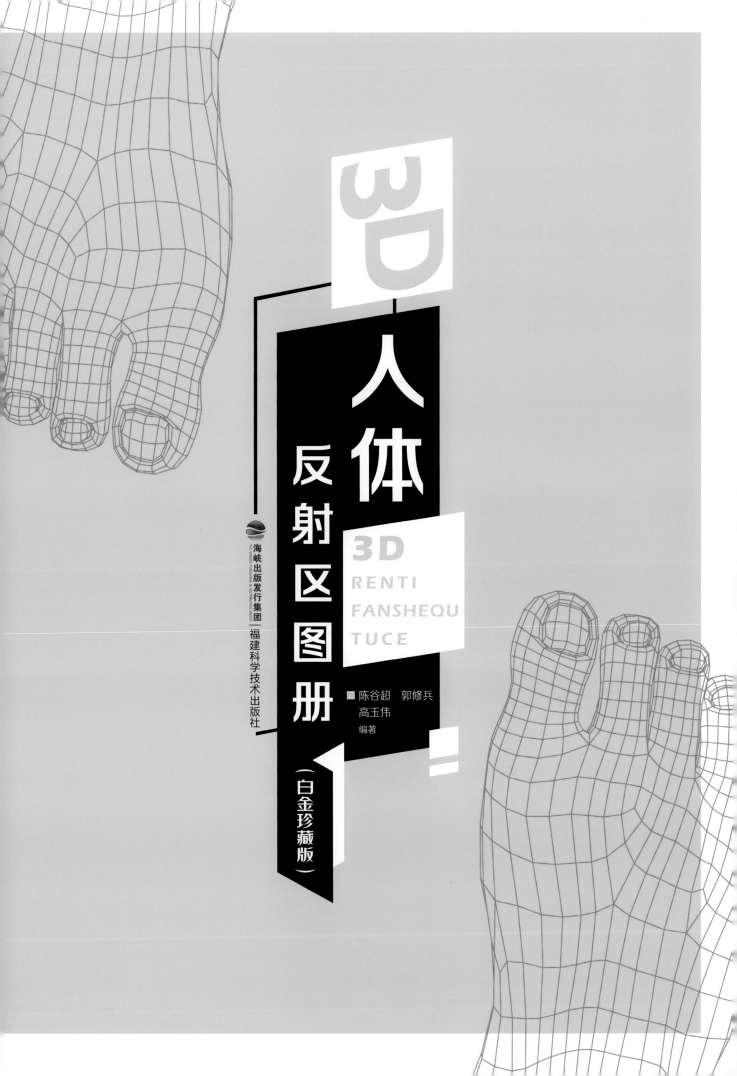

3D人体反射区图册

3D RENTI FANSHEQU TUCE

（白金珍藏版）

陈谷超　郭修兵
高玉伟
编著

海峡出版发行集团
THE STRAITS PUBLISHING & DISTRIBUTING GROUP
福建科学技术出版社

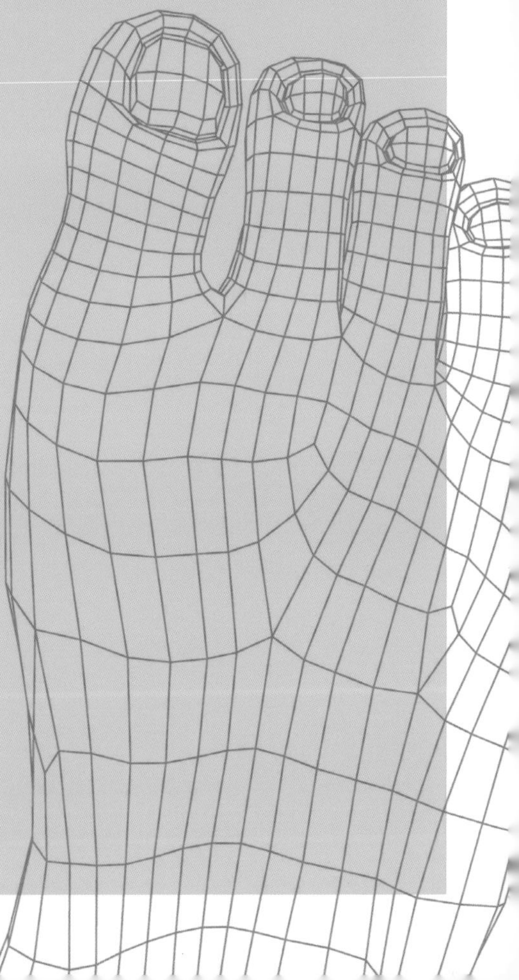

图书在版编目（CIP）数据

3D人体反射区图册：白金珍藏版 / 陈谷超，郭修兵，高玉伟编著. —福州：福建科学技术出版社，2018. 4
ISBN 978-7-5335-5570-2

Ⅰ. ①3… Ⅱ. ①陈… ②郭… ③高… Ⅲ. ①按摩疗法（中医）- 图解 Ⅳ. ①R244. 1-64

中国版本图书馆CIP数据核字（2018）第038988号

书　　名　3D人体反射区图册（白金珍藏版）
编　　著　陈谷超　郭修兵　高玉伟
出版发行　海峡出版发行集团
　　　　　福建科学技术出版社
社　　址　福州市东水路76号（邮编350001）
网　　址　www.fjstp.com
经　　销　福建新华发行（集团）有限责任公司
印　　刷　中华商务联合印刷（广东）有限公司
开　　本　889毫米 × 1194毫米　1 / 16
印　　张　5
图　　文　80码
版　　次　2018年4月第1版
印　　次　2018年4月第1次印刷
书　　号　ISBN 978-7-5335-5570-2
定　　价　42.00元

目录 CONTENTS

第一章 足部反射区及穴位 4
- 足底反射区 4
- 超简单足底反射区按摩 6
- 足内侧反射区 9
- 超简单足内侧反射区按摩 10
- 足外侧反射区 11
- 超简单足外侧反射区按摩 12
- 足背反射区 13
- 超简单足背反射区按摩 14
- 足部常用穴位 15
- 超简单足部穴位按摩 18

第二章 手部反射区及穴位 20
- 手掌面反射区 20
- 超简单手掌面反射区按摩 22
- 手背面反射区 25
- 超简单手背面反射区按摩 26
- 手掌面全息区 28
- 手背面全息区 30
- 手部全息穴 31
- 手部常用穴位 33
- 超简单手部穴位按摩 38

第三章 耳部反射区 40
- 耳部各部位名称图解 40
- 耳部反射区 41
- 超简单耳部反射区按摩 43

第四章 头面部反射区及穴位 44
- 面部反射区 44
- 头面部常用穴位 46
- 超简单头面部穴位按摩 50

第五章 脊柱反射区及穴位 52
- 脊柱反射区 52
- 超简单脊柱反射区按摩 54
- 脊背部常用穴位 55
- 超简单脊柱穴位按摩 58

第六章 超速效对症按摩 60

①美颜祛痘 60
②美白去皱 60
③乌发固脱 61
④缓解眼疲劳 61
⑤缓解压力 62
⑥益智健脑 62
⑦增强免疫力 63
⑧感冒 63
⑨中暑 63
⑩发热 64
⑪咳嗽 64
⑫哮喘 64
⑬胃痛 65
⑭消化不良 65
⑮腹泻 65
⑯便秘 66
⑰糖尿病 66
⑱高血压 66
⑲冠心病 67
⑳高脂血症 67
㉑心律失常 67
㉒中风后遗症 68
㉓胆囊炎 68
㉔面瘫 69
㉕头痛 69
㉖失眠多梦 69
㉗慢性咽炎 70
㉘口腔溃疡 70
㉙鼻炎 71
㉚耳鸣耳聋 71
㉛近视 72
㉜乳腺增生 72
㉝月经不调 73
㉞痛经 73
㉟围绝经期综合征 74
㊱阳痿 74
㊲早泄 75
㊳遗精 75
㊴前列腺炎 76
㊵落枕 76
㊶颈椎病 77
㊷肩周炎 77
㊸腰痛 78
㊹急性腰扭伤 78
㊺膝关节炎 79
㊻踝关节扭伤 79
㊼足跟痛 80
㊽痔疮 80

【本书特色与使用说明】

1. 收录人体五大反射区的定位、主治和按摩方法，大图大字，图文对照，兼具图书和挂图的优点。
2. 结合 AR 技术展示头、脊柱、手、足等身体四大部位的相关经脉循行和穴位取穴方法，形象直观。读者通过扫描并关注“健康乐读汇”微信公众号，按提示下载客户端，扫描识别码即可观看。
3. 反射区应用不求人：收录 48 种常见病症的超速效对症按摩，简单实用疗效佳。

第一章

足部反射区及穴位

反射区	定位	主治
肾上腺	双足底脚掌中央第 1、2 跖趾关节所形成的“人”字形交叉点略偏外侧处	消炎、止痛、止喘、抗过敏、抗休克，适用于风湿性关节炎、甲状腺功能亢进或低下及其他内分泌疾患
肾	双足底脚掌中央第 2、3 跖骨与跖趾关节所形成的“人”字形交叉点后方凹陷处	泌尿系统疾患，以及水肿、风湿性关节炎、肾性高血压等疾病
输尿管	双足底，肾反射区与膀胱反射区之间，呈斜线状的一个弧形带状区域	尿路结石、前列腺炎、前列腺增生、排尿困难等泌尿系统病症
膀胱	双足底与足内侧交界处，足舟骨下方，拇展肌侧旁，足内踝前方	膀胱疾患及其他泌尿系统疾患
腹腔神经丛	双足底的中心，分布在肾反射区附近的、大致呈一圆形的区域	腹胀、腹泻、便秘、胃肠痉挛、反酸等
额窦	双足底，10 个脚趾的趾端	头痛、头晕、失眠，以及鼻、眼、耳、口腔等部位的疾患
垂体	双足拇趾趾腹的中央	内分泌疾患、儿童发育不良、儿童智能低下、围绝经期综合征等，刺激该反射区还具有抗衰老作用
小脑·脑干	双足拇趾趾腹根部，近第 2 趾的一侧	小脑疾患、高血压、头痛、失眠、眩晕、肌肉紧张、肌腱关节疾病
三叉神经	双足拇趾趾腹中部，靠近第 2 趾的一侧	偏头痛、三叉神经痛、面瘫、面肌痉挛、腮腺炎及头面部其他疾患

足底反射区

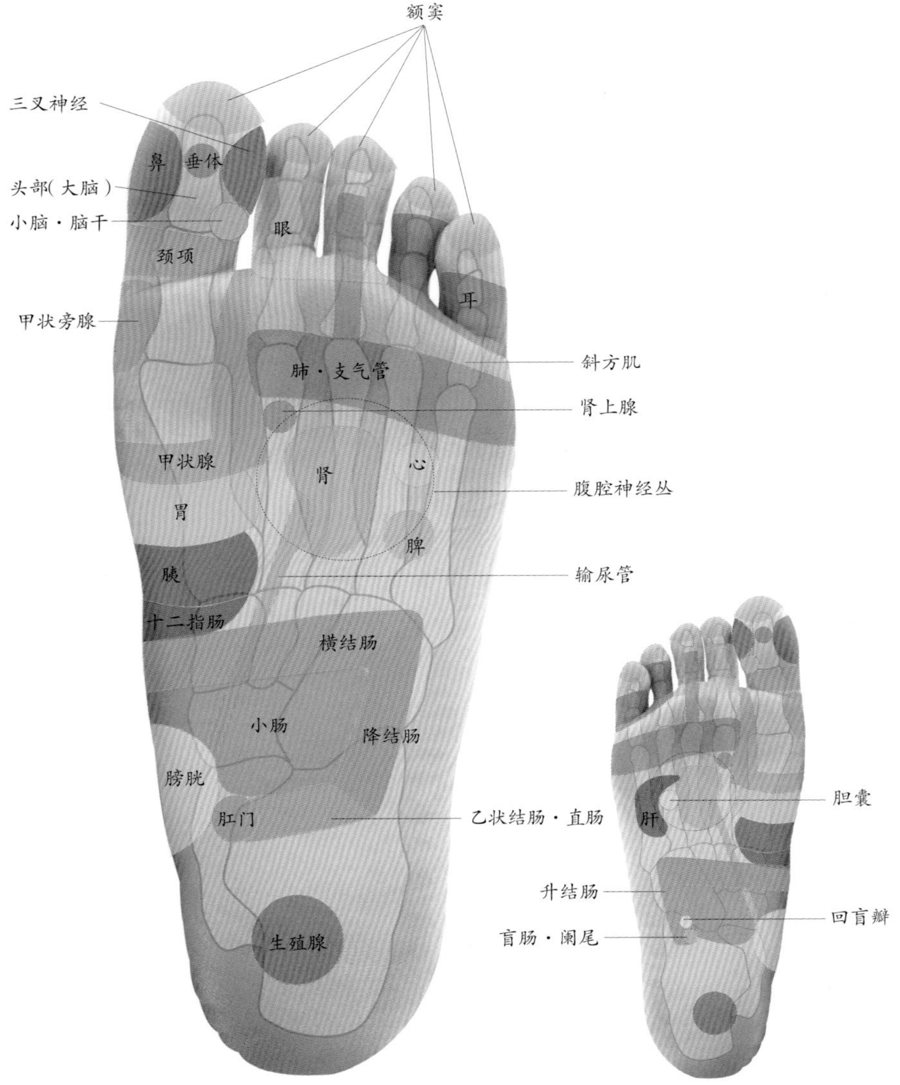

左足底反射区　　右足底反射区

续表

反射区	定位	主治
鼻	双足拇趾内侧面，自拇趾趾腹内侧缘延伸到拇趾背面趾甲根部，呈“L”形的区域	鼻部各种疾患及上呼吸道感染
头部（大脑）	双足拇趾的整个趾腹	脑出血、脑梗死及其后遗症、脑震荡、头痛、头晕、失眠、神经衰弱、神志不清、大脑萎缩及帕金森病等
颈项	双足底拇趾根部横纹处	颈椎病、落枕、颈部软组织损伤
眼	双足底，第 2、3 趾额窦反射区下方至中节趾骨底面之间的区域	眼部各种疾患（近视、远视、青光眼、白内障等）
耳	双足底，第 4、5 趾额窦反射区下方至中节趾骨底面之间的区域	耳部各种疾患（中耳炎、耳鸣、耳聋、重听等）
甲状旁腺	双足底内侧缘，第 1 跖趾关节前方凹陷处	缺钙症状（筋骨酸痛、手足麻痹或痉挛），指甲易断，中老年缺钙、骨质疏松，癫痫急性发作（用重手法强刺激）
甲状腺	双足底，第 1、2 趾间缝向后延伸，再转向内侧，呈弧形带状包围着第 1 跖骨小头	甲状腺功能亢进或低下、甲状腺炎、甲状腺肿大、肥胖症。
斜方肌	双足底，第 2、3、4、5 趾后方约呈一拇指宽的横带状区域	颈项部及肩背部酸痛、落枕、上肢酸痛无力或麻痹等
肺・支气管	双足底，斜方肌反射区的后方约一拇指宽的横带状区域。自横带中部向第 3 趾延伸呈一竖条状区域是支气管敏感带	肺炎、支气管炎、哮喘、肺气肿等呼吸系统疾患
心	左足底，第 4、5 跖骨体之间，肺反射区下方（足跟方向）	循环系统疾患如心律不齐、心前区疼痛、心肌炎、冠心病、高脂血症、动脉硬化、高血压、低血压等
脾	左足底，第 4、5 跖骨体之间，心反射区向足跟方向约一横指处	贫血、皮肤病、食欲不振、消化不良、发热、各种炎症等，刺激该反射区还有增强免疫功能的功效
胃	双足底内侧第 1 跖骨头的后方，宽度约一横指的区域	消化系统疾患如恶心、呕吐、腹胀、胃痛、胃酸过多、消化不良、急慢性胃肠炎、胃溃疡、胃下垂等

续表

反射区	定位	主治
胰	双足底内侧，第 1 跖骨体靠近跗跖关节处，胃反射区与十二指肠反射区之间，宽度约一横指的区域	糖尿病、消化不良、胰腺炎等
十二指肠	双足底内侧，第 1 跗跖关节前，胰反射区的后方	腹胀、腹痛、消化不良、食欲不振、食物中毒等
小肠	双足底中部凹入区域，被升结肠、横结肠、降结肠、乙状结肠・直肠等反射区所包围	胃肠胀气、腹痛、腹泻、急慢性肠炎等
横结肠	双足底中部，横跨足掌呈一横带状的区域	腹痛、腹泻、肠炎、便秘等
降结肠	左足底，与足外侧平行的竖条状区，上接横结肠反射区，止于足跟骨外侧前缘	腹痛、腹泻、肠炎、腹胀、便秘等
乙状结肠・直肠	左足底，跟骨前缘一横带状区域	直肠息肉、腹泻、便秘、便血
肛门	左足底，足跟的前缘，乙状结肠・直肠反射区的末端	便秘、痔疮、瘘管、脱肛、肛裂、痔疮术后恢复
生殖腺	双足底，足跟中央处	性功能低下、不孕、围绝经期综合征、月经不调、痛经、子宫肌瘤、不育、阳痿、早泄、睾丸炎
肝	右足底，第 4、5 跖骨体之间	肝炎、肝硬化、肝肿大、脂肪肝等
胆囊	右足底，第 4、5 跖骨体间近第 4 跖骨处，肝反射区的内下方	胆结石、胆囊炎、黄疸等
盲肠・阑尾	右足底，第 4、5 趾间垂直线上，跟骨前缘	腹胀、消化不良、阑尾炎、阑尾术后疼痛
回盲瓣	右足底，跟骨前缘的外侧，盲肠・阑尾反射区的上方（脚趾方向）	腹胀、腹痛、消化不良，可促进术后肠蠕动恢复
升结肠	右足底，自跟骨前缘沿骰骨外侧至第 5 跖骨底与足外侧平行的带状区	腹痛、腹泻、肠炎等

超简单足底反射区按摩

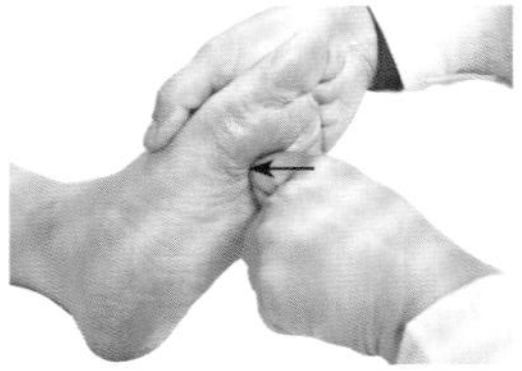

肾上腺

用拇指指端或食指近侧指间关节施力按压 3~5 次

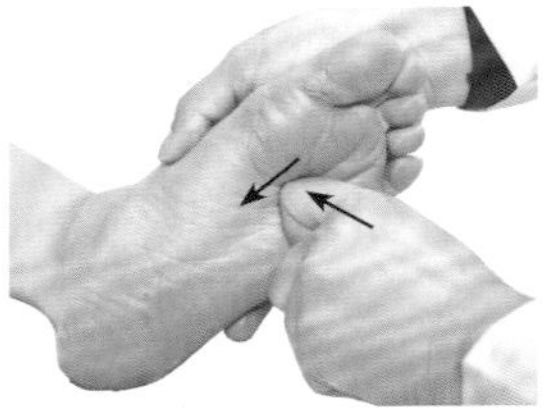

肾

用拇指指腹或食指近侧指间关节施力，先深按，不抬起，再沿着足心向足跟方向推按 3~5 次

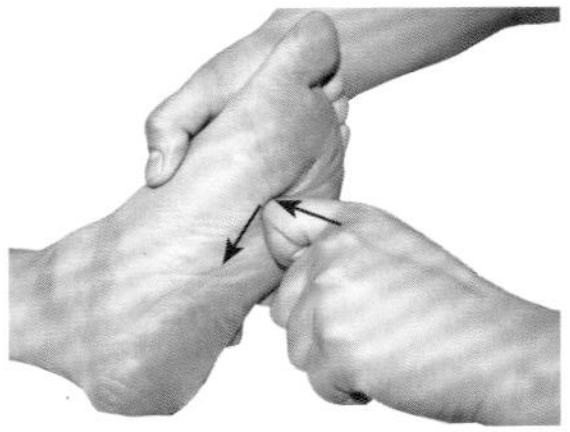

输尿管

用拇指指腹或食指近侧指间关节施力，先深按，不抬起，再从肾反射区向膀胱反射区方向慢慢推按 3~5 次

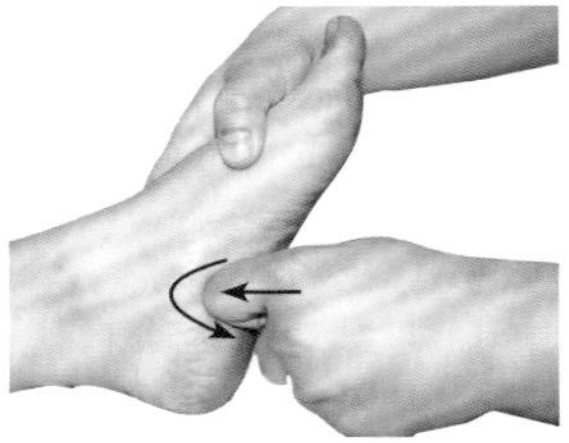

膀胱

用拇指指腹或食指近侧指间关节施力，定点向深部按压，并在定点周围揉按 3~5 次

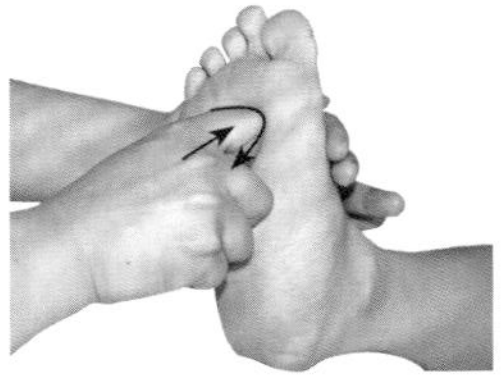

腹腔神经丛

用拇指指腹或食指近侧指间关节施力，沿反射区作半圆形推按 3~5 次

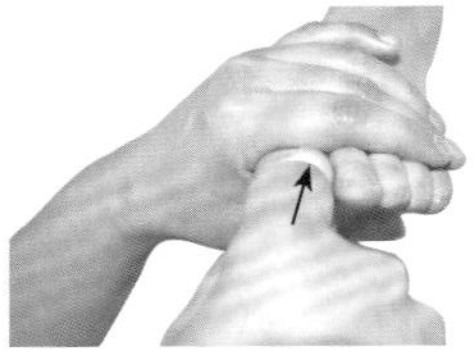

额窦

用拇指指端或拇指指间关节或食指近侧指间关节沿趾端做横向按压，亦可自趾端向趾根方向推按 3~5 次

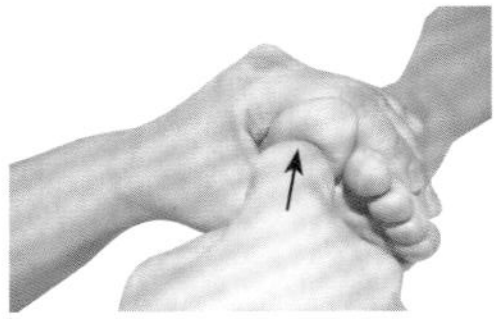

垂体

用拇指指端或食指近侧指间关节施力，定点向深部按压 3~5 次

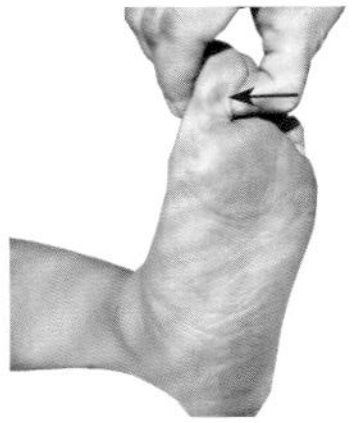

小脑・脑干

用拇指指端或食指近侧指间关节施力，定点向深部按压 3~5 次

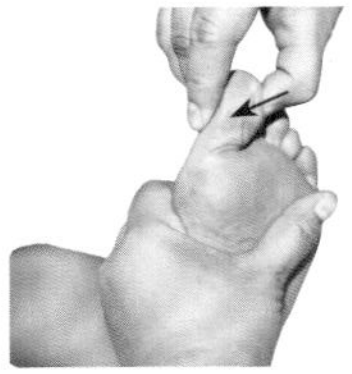

三叉神经

用拇指指端或食指近侧指间关节施力，自拇趾趾端向趾根方向推按 3~5 次

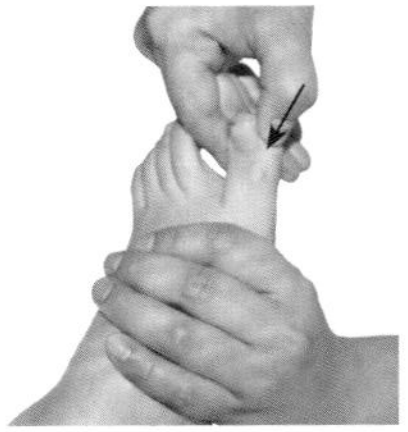

鼻

用拇指指端或食指近侧指间关节施力按压 3~5 次

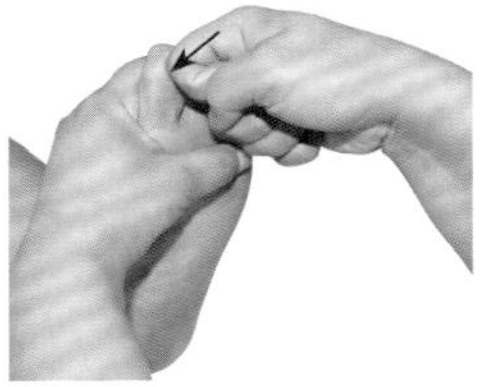

头部（大脑）

用拇指指端或食指近侧指间关节施力，由趾端向趾根方向按压 3~5 次

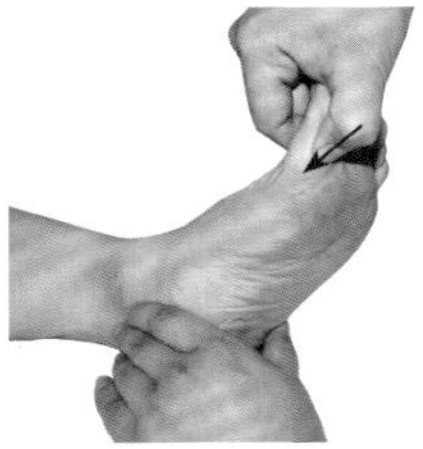

颈项

用拇指指端沿着拇趾根部推按 3~5 次

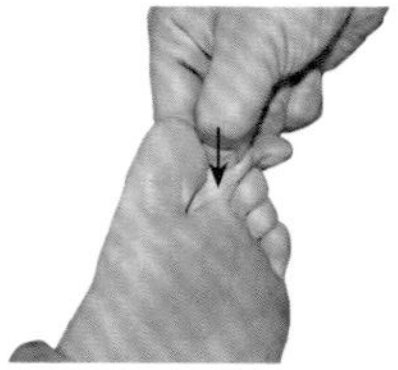

眼

用拇指指端由趾端向趾根方向推按；然后用拇指或食指的近侧指间关节施力，在第2、3趾底面根部的内侧和外侧分别深按3~5次

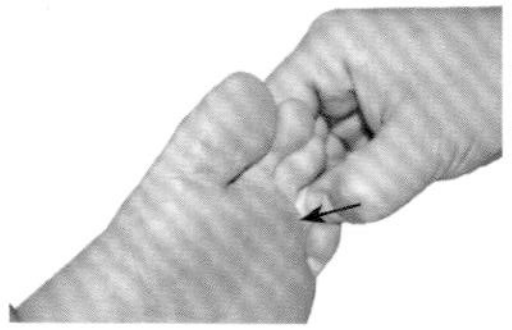

耳

用拇指指端由趾端向趾根方向按压；然后用拇指或食指近侧指间关节施力，在第4、5趾底面根部的内侧和外侧分别深按3~5次

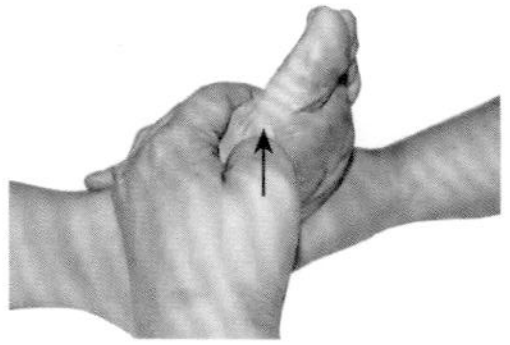

甲状旁腺

用拇指指端或食指近侧指间关节施力按压3~5次

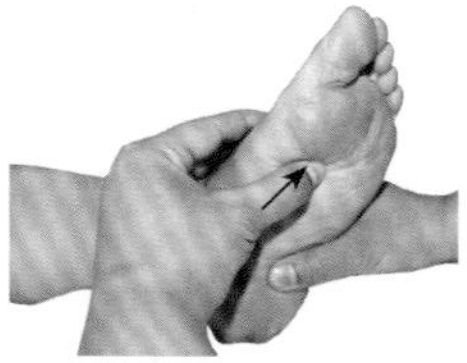

甲状腺

用拇指指端或拇指指间关节或食指近侧指间关节施力，沿反射区按压3~5次

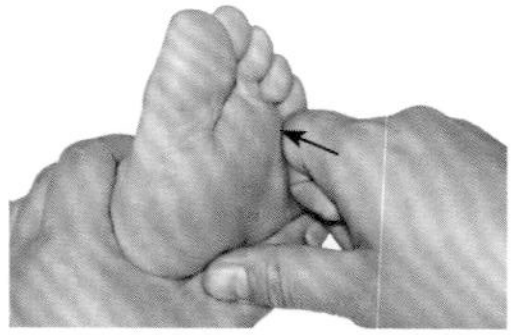

斜方肌

用拇指指端或拇指指间关节或食指近侧指间关节施力，沿反射区按压3~5次

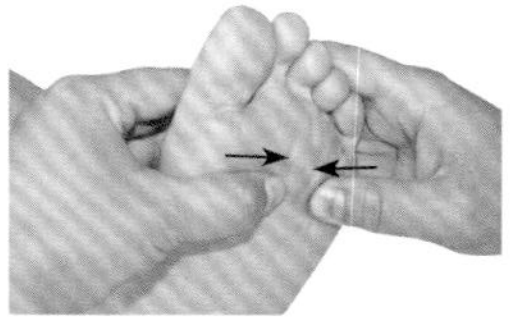

肺 · 支气管

用拇指指端或食指近侧指间关节施力，沿反射区纵向或横向按压3~5次

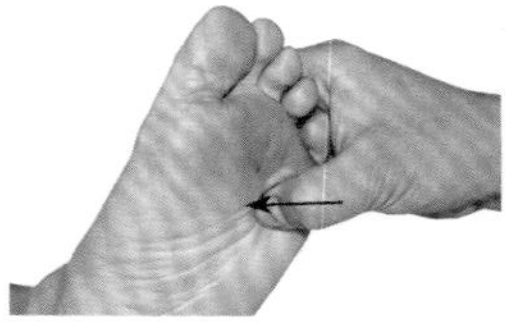

心

以拇指指腹或食指近侧指间关节施力，先轻后重，根据患者的承受程度逐渐加强力量

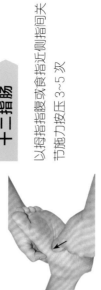

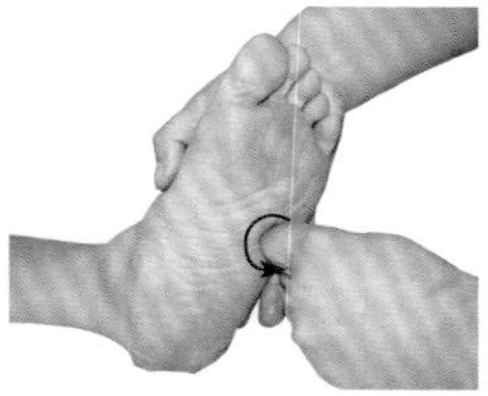

脾

以拇指指端或食指近侧指间关节施力，在反射区处定点按

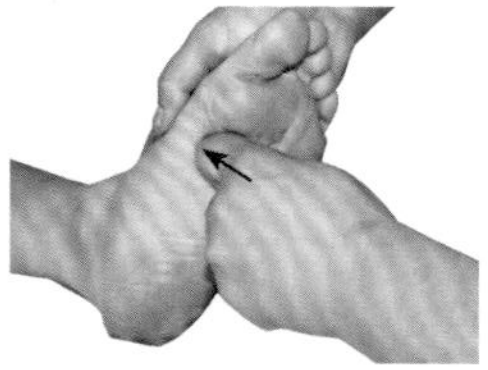

胃

以拇指指腹或食指近侧指间关节施力按压3~5次

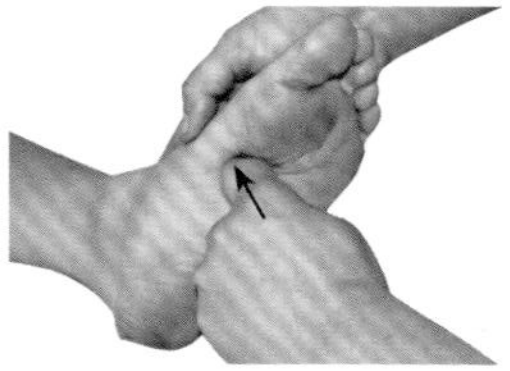

胰

以拇指指腹或食指近侧指间关节施力按压3~5次

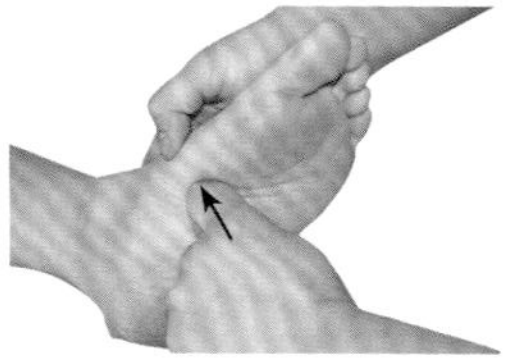

十二指肠

以拇指指腹或食指近侧指间关节施力按压3~5次

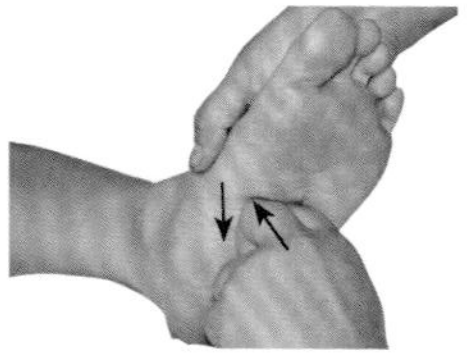

小肠

以拇指指腹，或食指、中指及无名指近侧指间关节自足心向足跟方向推按3~5次

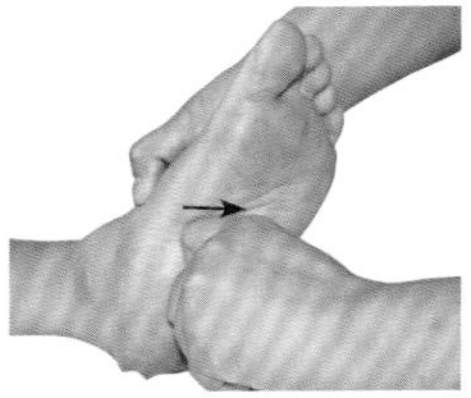

横结肠

以拇指指腹，或食指近侧指间关节沿反射区施力，左足自足内侧向外侧，右足自足外侧向内侧，分别推按 3~5 次

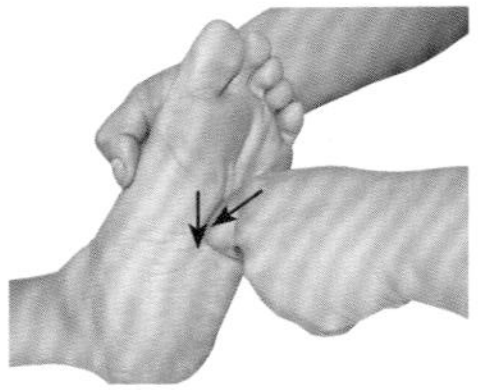

降结肠

以拇指指端或食指近侧指间关节向足跟方向按压 3~5 次

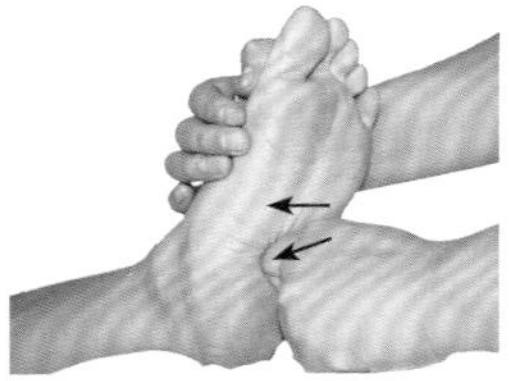

乙状结肠・直肠

以拇指指端或食指近侧指间关节自足外侧向足内侧按压 3~5 次

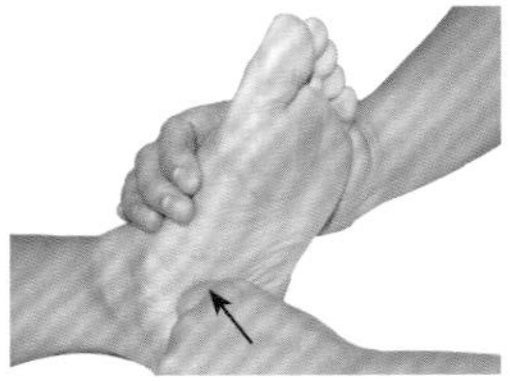

肛门

以拇指指端或食指近侧指间关节作定点揉按 3~5 次

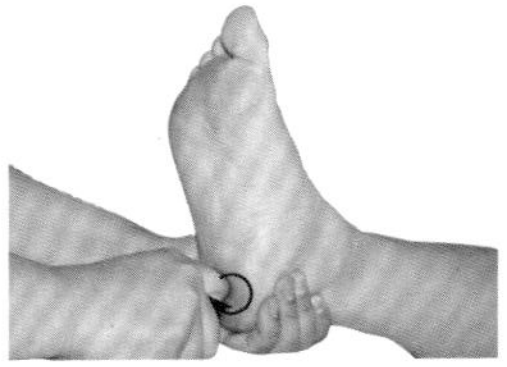

生殖腺

以拇指指端或食指近侧指间关节施力按揉 3~5 次

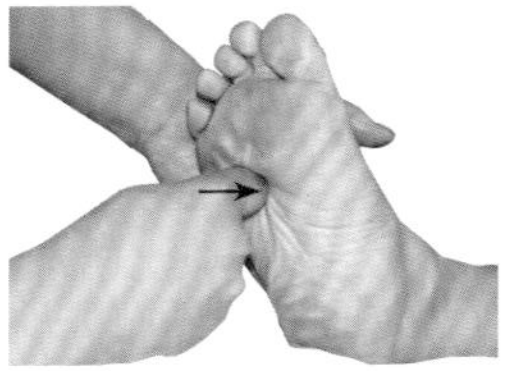

肝

以拇指指端或以食指近侧指间关节施力按压 3~5 次

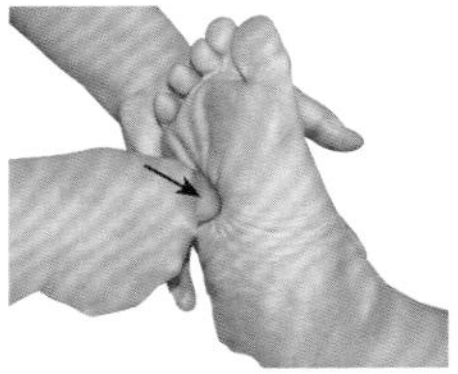

胆囊

以拇指指端或食指近侧指间关节施力按压 3~5 次

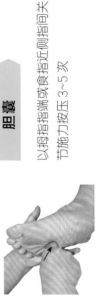

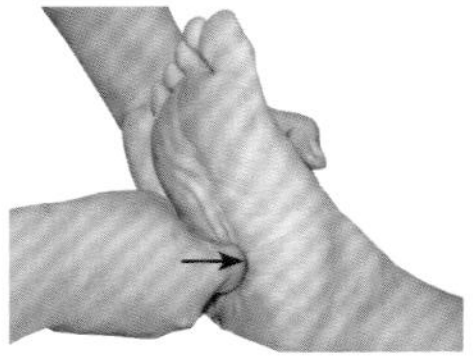

盲肠・阑尾

以拇指指端或食指近侧指间关节施力按压 3~5 次

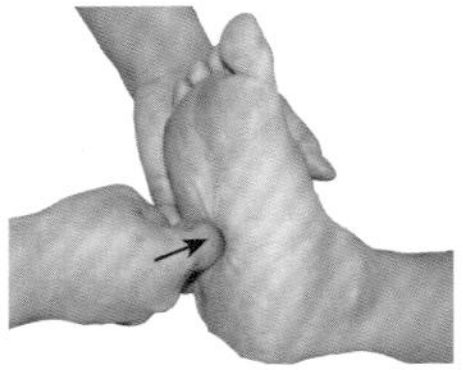

回盲瓣

以拇指指端或食指近侧指间关节施力按压 3~5 次

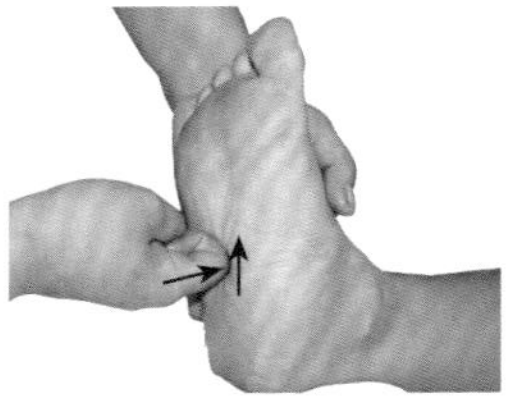

升结肠

以拇指指端或食指近侧指间关节施力，由足跟向足趾方向推按 3~5 次

足内侧反射区

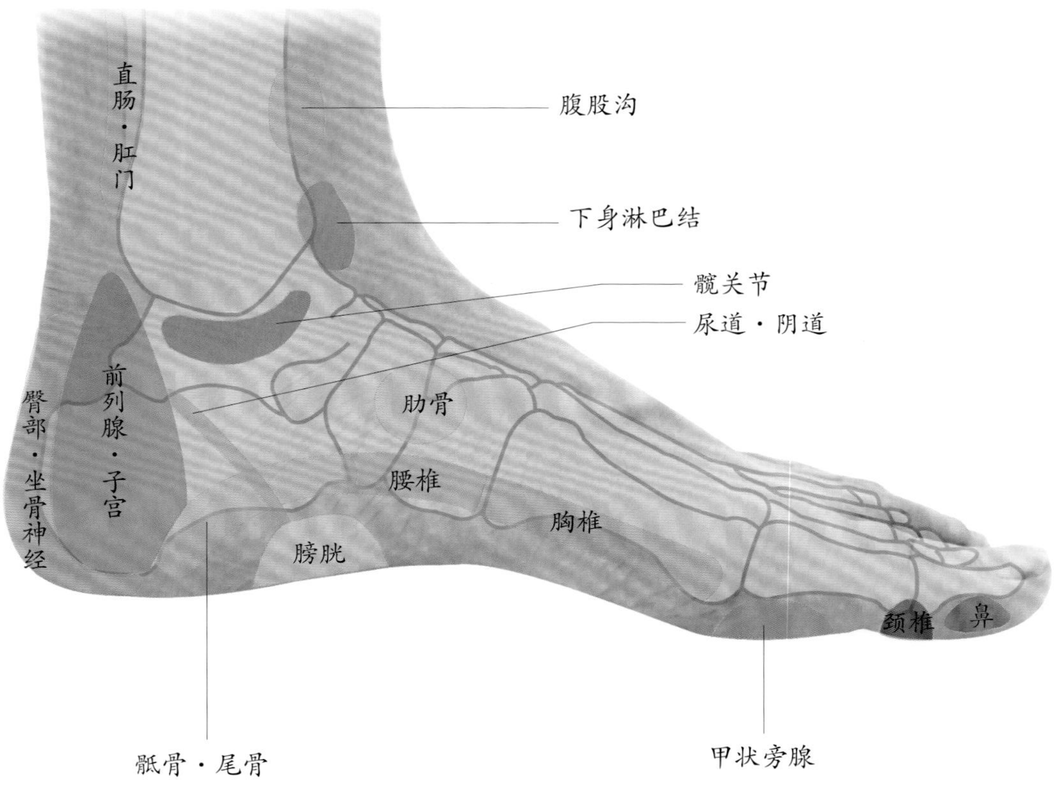

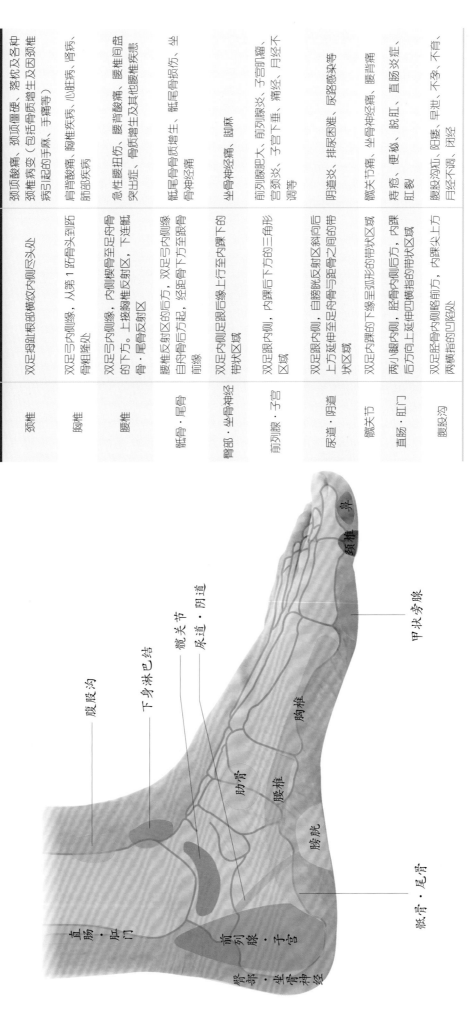

反射区	定位	主治
颈椎	双足拇趾根部横纹内侧尽头处	颈项酸痛、颈项僵硬、落枕及各种颈椎病变（包括骨质增生及因颈椎病引起的手麻、手痛等）
胸椎	双足弓内侧缘，从第1跖骨头到跖骨粗隆处	肩背酸痛、胸椎疾病、心脏病、肾病、肺部疾病
腰椎	双足弓内侧缘，内侧楔骨至足舟骨的下方。上接胸椎反射区，下连骶骨·尾骨反射区	急性腰扭伤、腰背酸痛、腰椎间盘突出症、骨质增生及其他腰椎疾患
骶骨·尾骨	腰椎反射区的后方，双足弓内侧缘自舟骨后方起，经距骨下方至跟骨前缘	骶尾骨骨质增生、骶尾骨损伤、坐骨神经痛
臀部·坐骨神经	双足内侧足跟后缘上行至内踝下的带状区域	坐骨神经痛、脚麻
前列腺·子宫	双足跟内侧，内踝后下方的三角形区域	前列腺肥大、前列腺炎、子宫肌瘤、宫颈炎、子宫下垂、痛经、月经不调等
尿道·阴道	双足跟内侧，自膀胱反射区斜向后上方延伸至足舟骨与距骨之间的带状区域	阴道炎、排尿困难、尿路感染等
髋关节	双足内踝的下缘呈弧形的带状区域	髋关节痛、坐骨神经痛、腰背痛
直肠·肛门	两小腿内侧，胫骨内侧后方，内踝后方向上延伸四横指的带状区域	痔疮、便秘、脱肛、直肠炎症、肛裂
腹股沟	双足胫骨内侧略前方，内踝尖上方两横指的凹陷处	腹股沟疝、阳痿、早泄、不孕、不育、月经不调、闭经

超简单足内侧反射区按摩

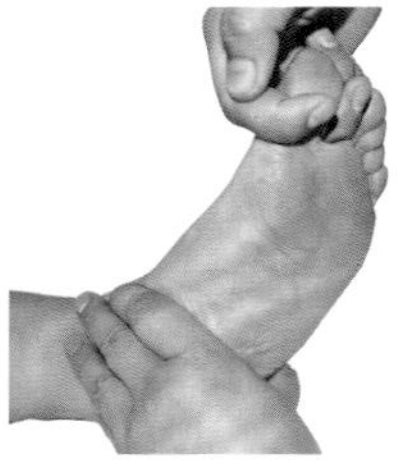

颈椎

以拇指指端按揉 3~5 次，或食指、中指弯曲成钳状夹住被按摩者的拇趾根部，以食指侧缘在反射区位置上施力按压 3~5 次

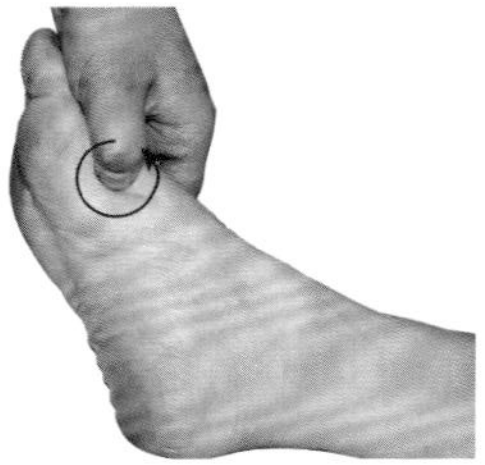

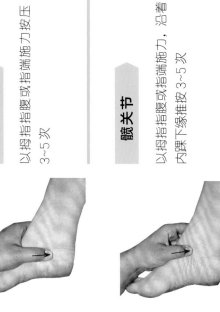

胸椎

以拇指指腹或拇指指端施力揉按 3~5 次

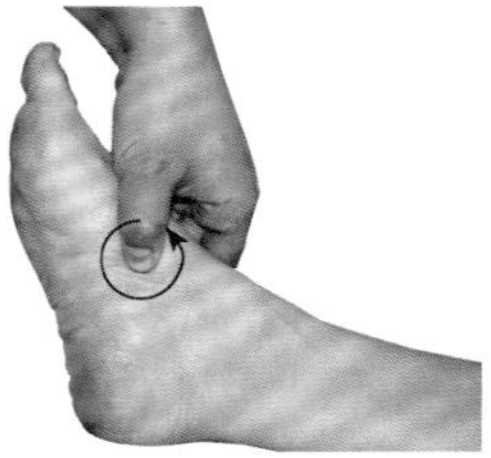

腰椎

以拇指指腹或食指指端施力揉按 3~5 次

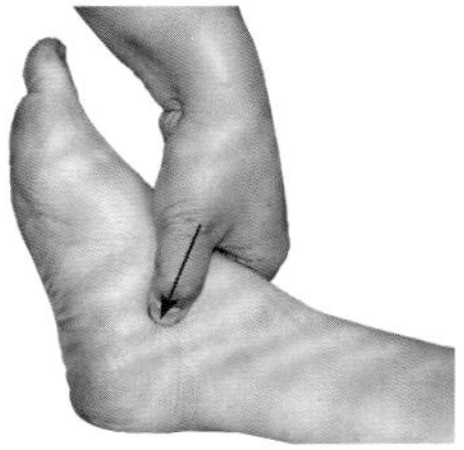

骶骨・尾骨

以拇指指腹或食指指端施力按压 3~5 次

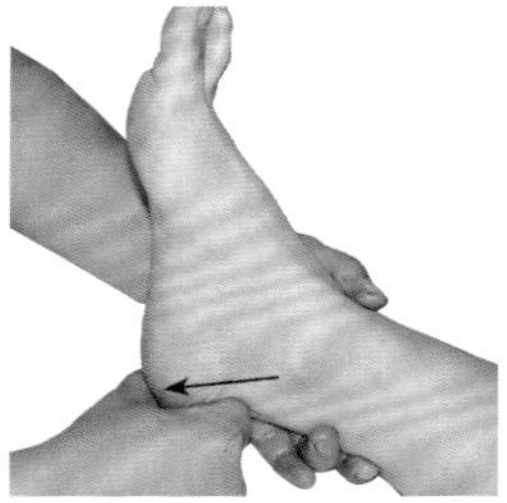

臀部・坐骨神经

以拇指固定在脚掌跟部，食指弯曲呈镰刀状，以食指侧缘施力，沿脚后跟自上而下刮压至足跟内侧缘，操作 3~5 次

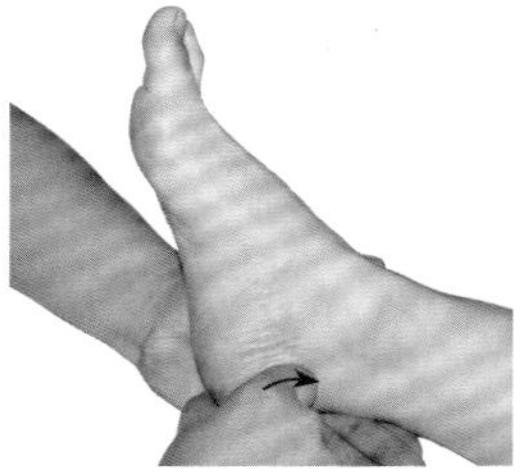

前列腺・子宫

以拇指指腹或食指侧缘施力按压 3~5 次

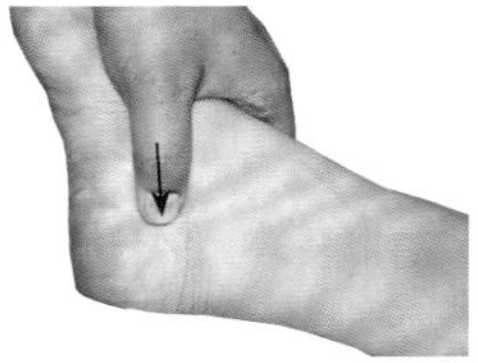

尿道・阴道

以拇指指腹或指端施力按压 3~5 次

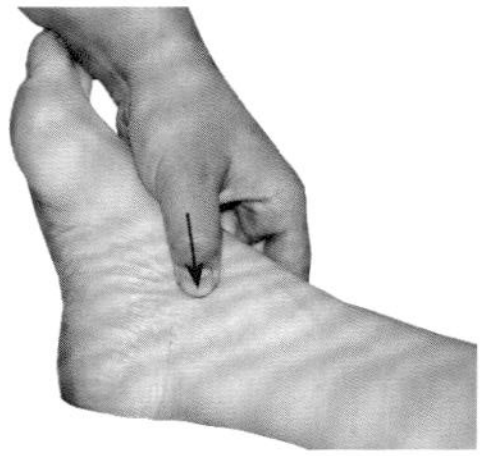

髋关节

以拇指指腹或指端施力，沿着内踝下缘推按 3~5 次

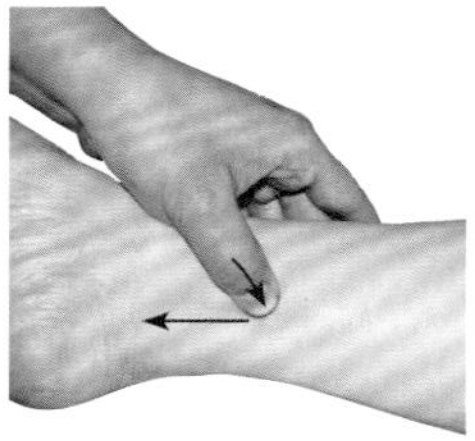

直肠・肛门

以拇指指腹或食指近侧指间关节施力按压 3~5 次

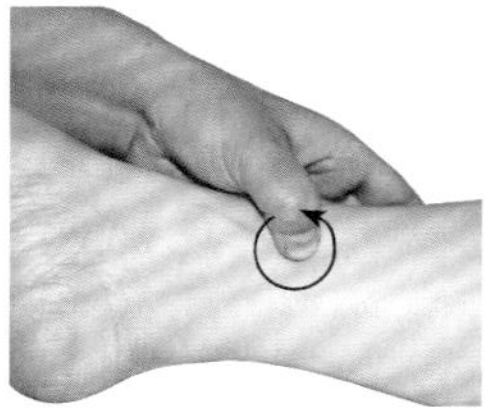

腹股沟

以拇指指腹或指端施力，定点揉按 3~5 次

足外侧反射区

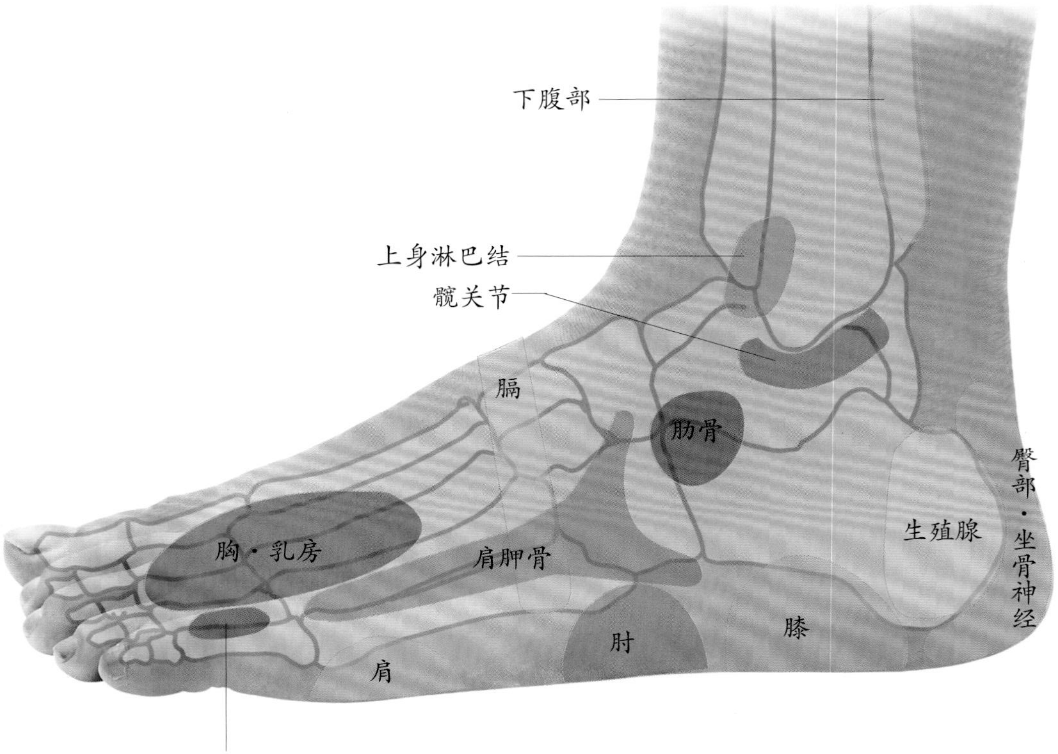

反射区	定位	主治
生殖腺	双足外踝后下方，跟腱前方的三角形区域	性功能低下、不孕、围绝经期综合征、月经不调、痛经、阳痿、早泄及其他生殖系统疾患
膝	双足外踝下方，骰骨与跟骨前缘形成的凹陷处	膝关节炎、膝关节痛等膝部及下肢疾患
肘	双足外侧第 5 跖骨粗隆前、后凹陷处	肘关节软组织损伤、肘关节酸痛、肘关节炎等肘部及上肢疾患
肩	双足第 5 跖趾关节后方凹陷处	肩周炎、肩酸痛、手臂无力、手麻等肩部及上肢疾患
肩胛骨	双足第 4、5 跖骨间延伸到骰骨处稍向两侧分开的带状区域	肩背酸痛、肩周炎、肩关节活动障碍等肩胛部疾患
髋关节	双足外踝的下缘呈弧形的区域	髋关节痛、坐骨神经痛、腰背痛等疾患
下腹部	双足腓骨外后方向上延伸四横指的带状区域	妇科疾患，如月经不调、痛经等
臀部·坐骨神经	双足外侧脚跟后缘上行至外踝下的带状区域	坐骨神经痛、脚麻

超简单足外侧反射区按摩

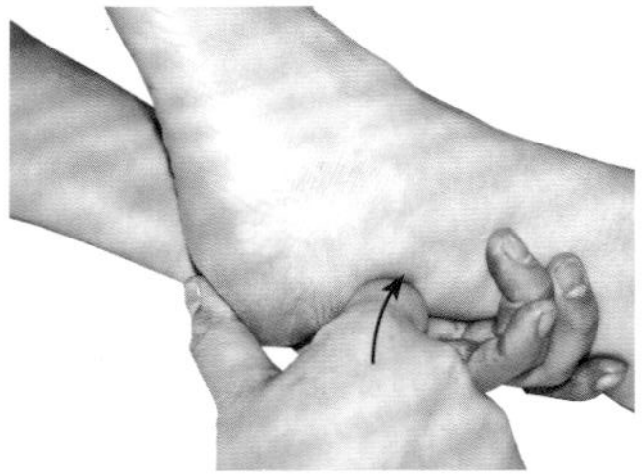

生殖腺（足外侧）

以拇指指腹或食指侧缘施力按压 3~5 次

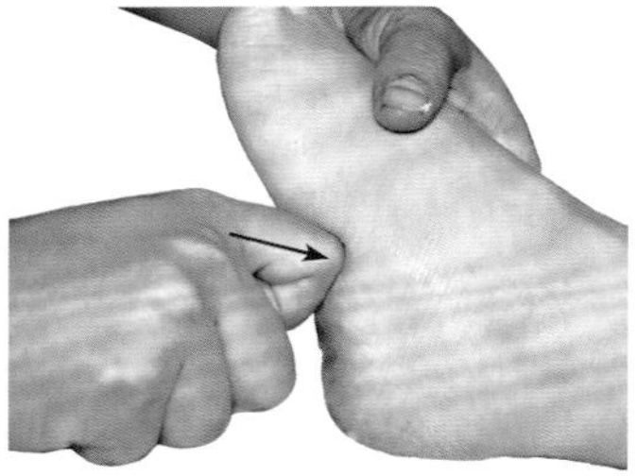

膝

以拇指指端或食指近侧指间关节，沿反射区半月形周边按压 3~5 次

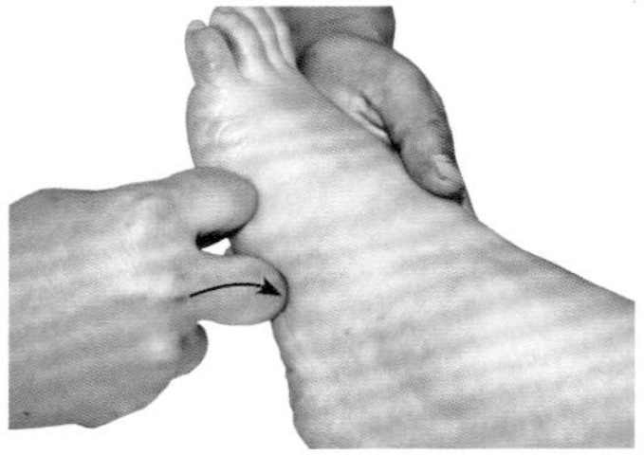

肘

以拇指指端，或食指、中指近侧指间关节施力按压 3~5 次

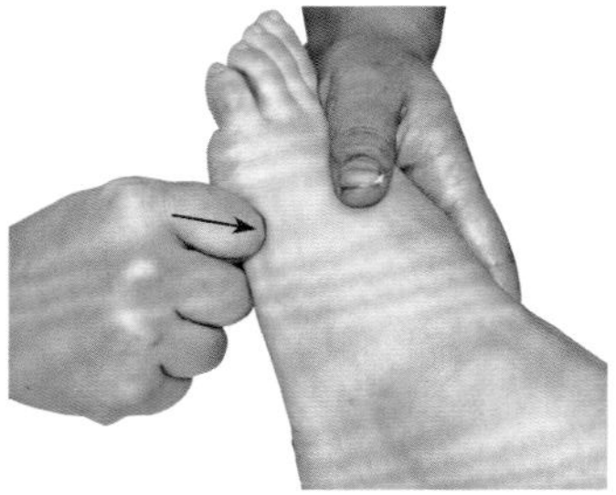

肩

以拇指指端或食指近侧指间关节施力按压 3~5 次

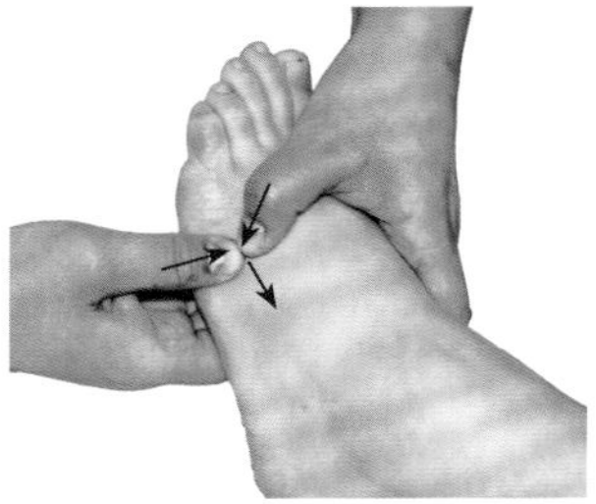

肩胛骨

以拇指指腹或指端施力推按 3~5 次

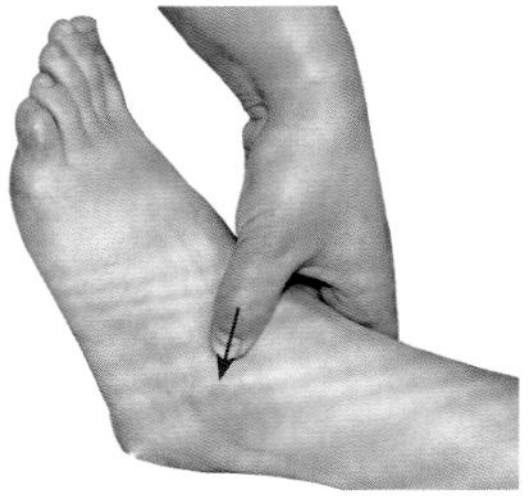

髋关节

以拇指指腹或指端施力，沿着外踝下缘推按 3~5 次

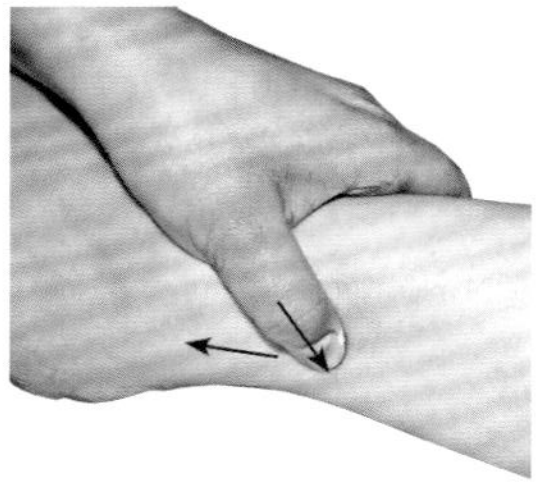

下腹部

以拇指指端，或食指、中指近侧指间关节施力按压 3~5 次

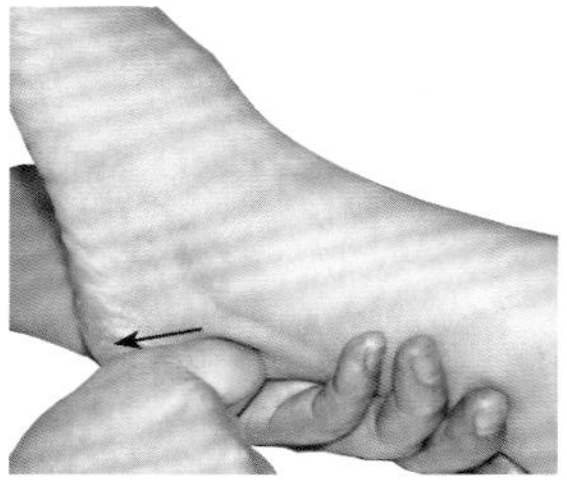

臀部・坐骨神经

以拇指固定在脚跟部，食指弯曲呈镰刀状，以食指侧缘施力，沿脚后跟自上而下刮压至足跟外侧缘，操作 3~5 次

足背反射区

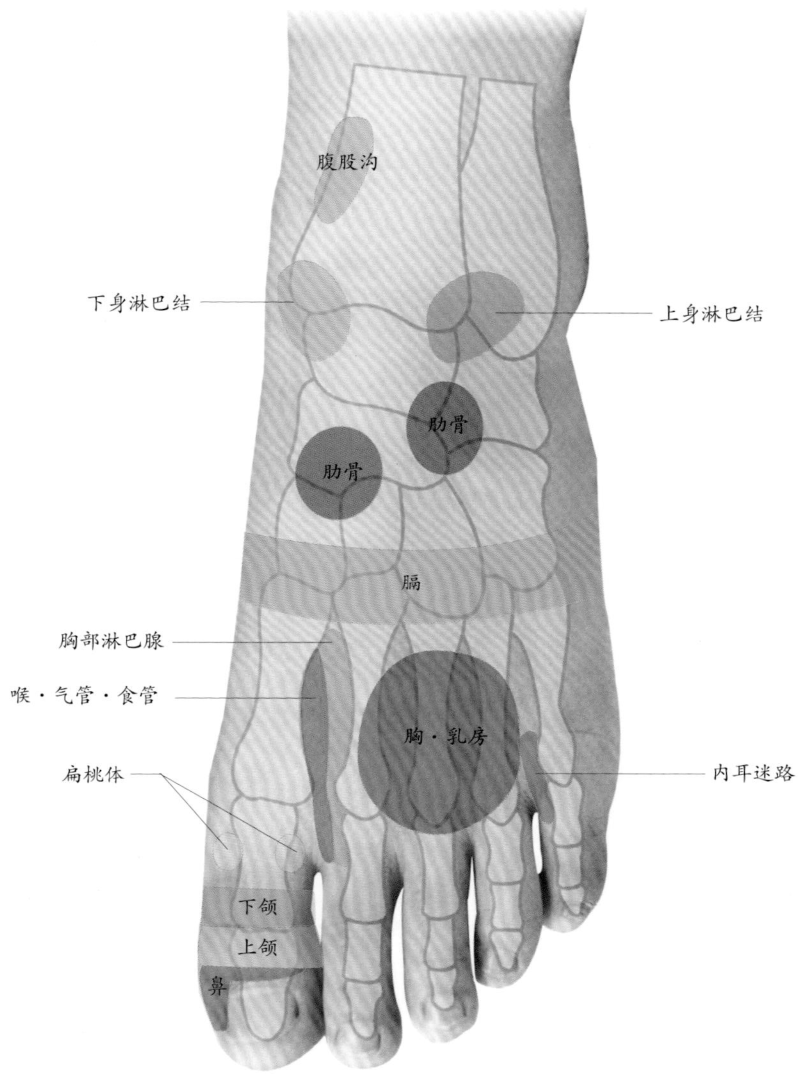

反射区	定位	主治
上颌	双足背拇趾趾间关节横纹前方的横带状区域	牙痛、牙周炎、牙龈炎、口腔溃疡、味觉障碍、打鼾等
下颌	双足背拇趾趾间关节横纹后方的横带状区域	牙痛、牙周炎、牙龈炎、口腔溃疡、味觉障碍、打鼾等
扁桃体	双足背拇趾的近节趾骨处，拇长伸肌腱的左右两侧	上呼吸道感染、扁桃体炎、抵抗力下降
喉·气管·食管	双足背第 1、2 趾间缝至第 1、2 跖骨底，偏向内侧的带状区域	咽喉、气管及食管的各种炎症，各种原因引起的咳嗽、气喘、声音嘶哑等
胸部淋巴腺	双足背第 1、2 趾间缝至第 1、2 跖骨底，偏外侧的带状区域	上呼吸道感染及各种发热，炎症，免疫功能低下，胸部、子宫肿瘤等
内耳迷路	双足背第 4、5 趾间缝至第 4、5 跖趾关节间的凹陷处	眩晕、晕车、晕船、高血压、低血压、耳鸣等
胸·乳房	双足背第 2、3、4 趾蹼至第 2、3、4 跖骨底前所形成的圆形区域	乳腺炎、乳腺增生、乳腺肿瘤等
膈	双足背的中部，第 1~5 跖骨底与楔骨、骰骨之间，横跨足背的带状区域	膈肌痉挛、膈疝、腹胀、呕吐、哮喘
肋骨	内侧肋骨反射区在双足背内侧楔骨、中间楔骨与足舟骨间；外侧肋骨反射区在骰骨、足舟骨与距骨间	胸膜炎、肋骨的各种疾患，肩周炎
上身淋巴结	双足背，外踝的前下方，腓骨与距骨所形成的凹陷处	炎症、发热、肌瘤、囊肿，刺激该反射区还有增强免疫力、抗癌的功效
下身淋巴结	双足背，距骨与内踝形成的凹陷处	炎症、发热、肌瘤、囊肿，刺激该反射区还有增强免疫力、抗癌的功效

超简单足背反射区按摩

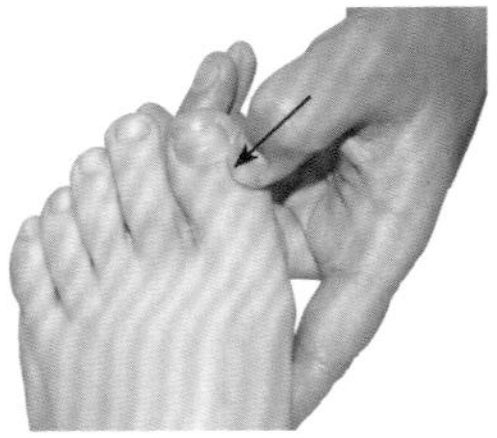

上颌

以拇指指端或指间关节施力按压 3~5 次

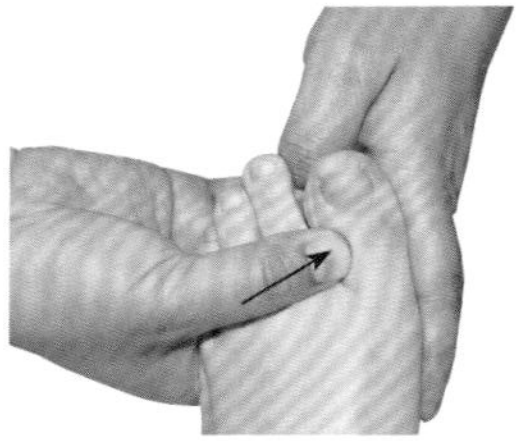

下颌

以拇指指端或食指近侧指间关节施力按压 3~5 次

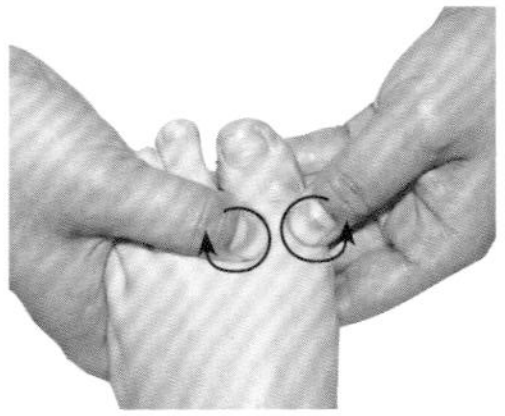

扁桃体

以拇指指端或食指近侧指间关节定点揉按 3~5 次

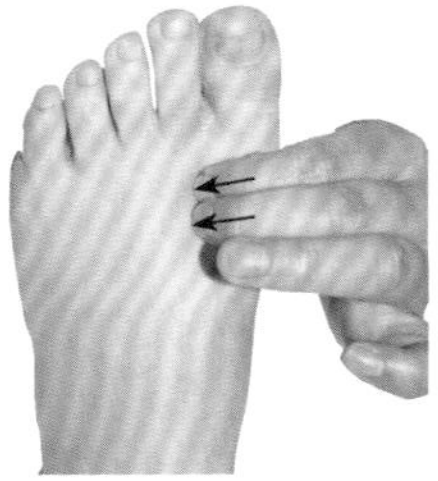

喉・气管・食管

食指、中指指腹按压反射区 3~5 次

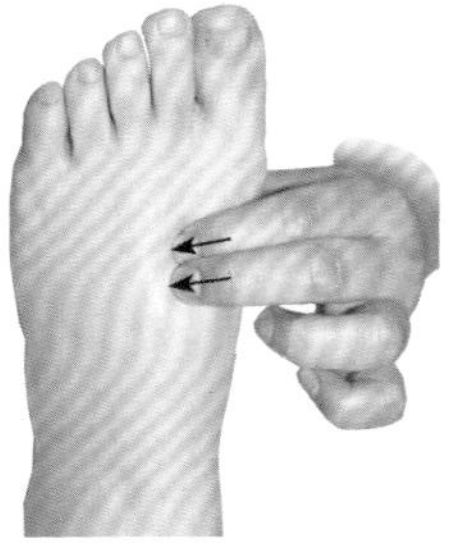

胸部淋巴腺

以拇指指端或食指、中指指腹按压反射区 3~5 次

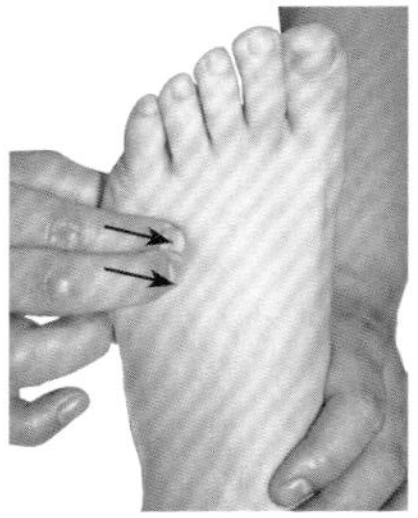

内耳迷路

以拇指指端或食指、中指指腹按压反射区 3~5 次

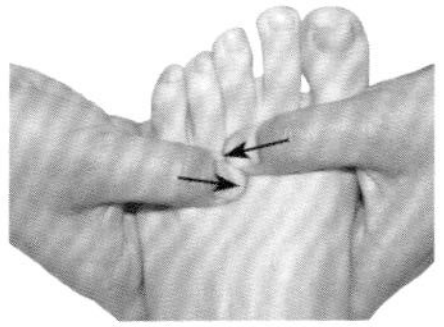

胸・乳房

以双手拇指指腹施力推按 3~5 次

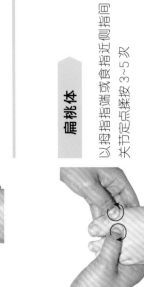

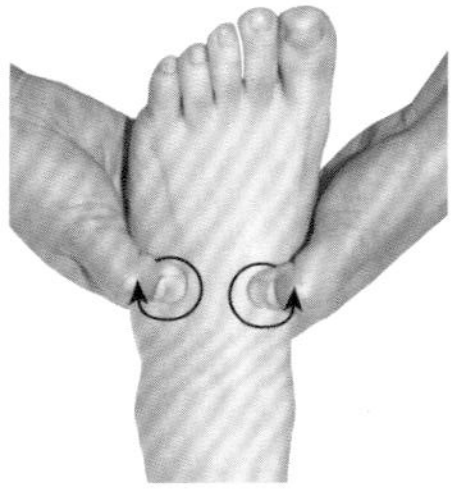

肋骨

以拇指指端或指腹施力，定点按 3~5 次

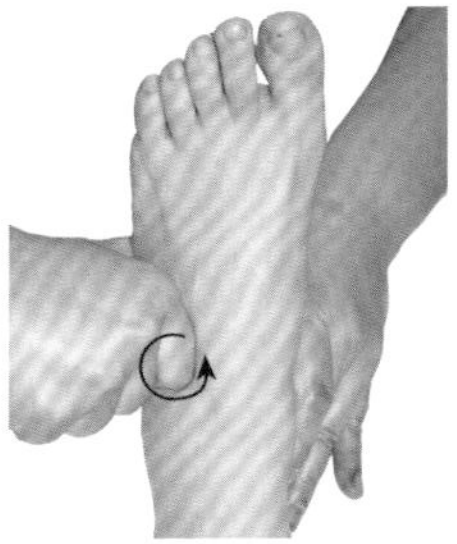

上身淋巴结

以拇指指端或以食指近侧指间关节施力，定点按 3~5 次

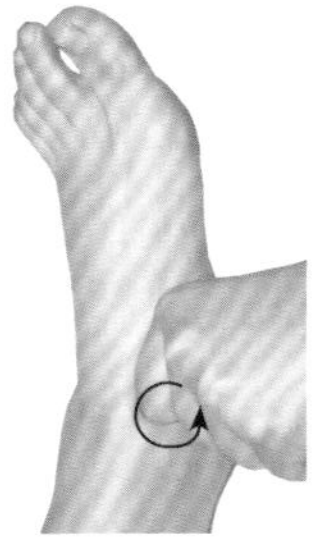

下身淋巴结

以拇指指端或以食指近侧指间关节施力，定点按 3~5 次

足部常用穴位

足阳明胃经

足太阴脾经

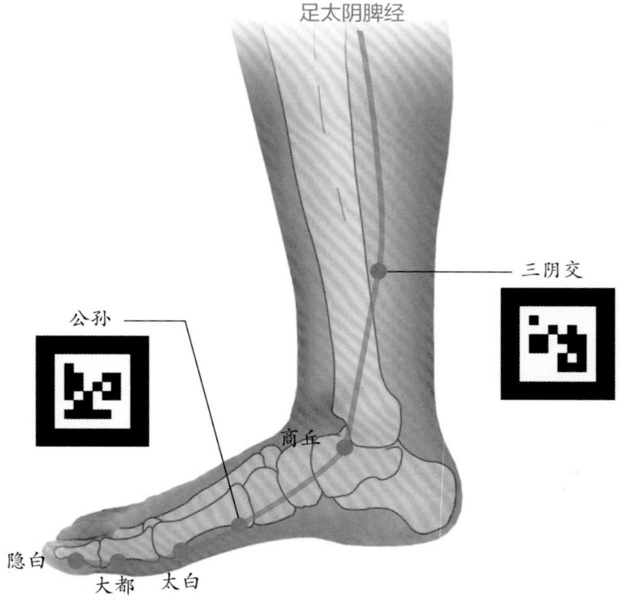

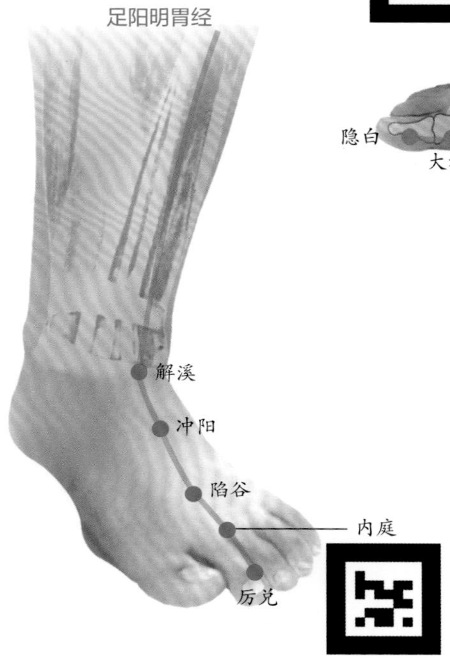

	穴位	定位	主治
足阳明胃经	解溪	在踝部，踝关节前面中央凹陷中，当拇长伸肌腱与趾长伸肌腱之间 ＊取穴小窍门：令足趾上跷，显现足背部两肌腱，穴在两腱之间，相当于内、外踝尖连线的中点处	头痛、眩晕、癫狂、腹胀、便秘、下肢痿痹、足踝肿痛
	冲阳	在足背，第 2 跖骨基底部与中间楔状骨关节处，可触及足背动脉	胃痛、腹胀、面瘫、足背肿痛无力
	陷谷	在足背，当第 2、3 跖骨间，第 2 跖趾关节近端凹陷中	目赤肿痛、面部浮肿、足背肿痛
	内庭	在足背，第 2、3 趾间，趾蹼缘后方赤白肉际处	齿痛、咽喉肿痛、面瘫、热病、腹痛、腹胀、便秘、足背肿痛
	厉兑	在足趾，第 2 趾末节外侧，趾甲根角侧后方 0.1 寸（指寸）	齿痛、咽喉肿痛、面瘫、热病、癫狂、鼻出血、足背肿痛
足太阴脾经	隐白	在足趾，大趾末节内侧，趾甲根角侧后方 0.1 寸（指寸）	崩漏（突然阴道大量出血，或持续淋漓不断地出血）、月经过多、尿血、便血、腹胀、多梦
	大都	在足趾，第 1 跖趾关节远端赤白肉际凹陷中	腹胀、胃痛、泄泻、便秘、热病无汗
	太白	在跖区，第 1 跖趾关节近端赤白肉际凹陷中	胃痛、腹胀、腹痛、泄泻、便秘、纳呆（食欲不振）、脚趾关节痛
	公孙	在跖区，第 1 跖骨底的前下缘赤白肉际处 ＊取穴小窍门：沿太白向后推至一凹陷，即为本穴	胃痛、呕吐、腹胀、腹痛、泄泻、便秘、心痛、胸闷
	商丘	在踝区，内踝前下方，舟骨粗隆与内踝尖连线中点凹陷中 ＊取穴小窍门：内踝前缘垂线与内踝下缘横线的交点处	腹胀、泄泻、便秘、足踝肿痛、舌头强痛（僵硬疼痛）
	三阴交	在小腿内侧，内踝尖上 3 寸，胫骨内侧缘后际	月经不调、带下、难产、疝气、小便不利、遗尿、水肿、腹胀、泄泻、便秘、失眠、眩晕、下肢痿痹

足太阳膀胱经

足少阳胆经

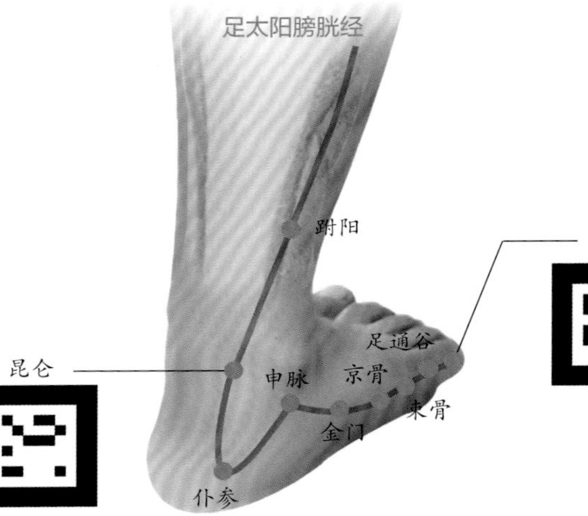

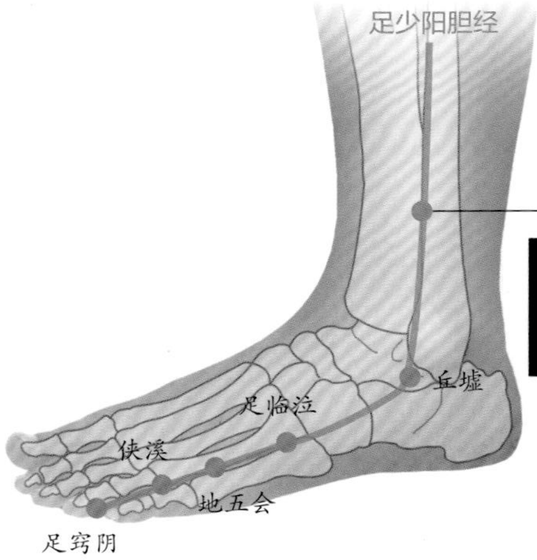

	穴位	定位	主治
足太阳膀胱经	跗阳	在小腿后区，昆仑直上 3 寸，腓骨与跟腱之间	头痛、腰腿痛、下肢痿痹、外踝肿痛
	昆仑	在踝区，外踝尖与跟腱之间的凹陷中	头痛、项强、目眩、鼻塞、腰痛、足跟痛
	仆参	在跟区，昆仑直下，跟骨外侧，赤白肉际处	下肢痿痹、足跟痛、癫痫
	申脉	在踝区，外踝尖直下，外踝下缘与跟骨之间凹陷中	头痛、眩晕、失眠、目赤痛、眼睑下垂、腰腿痛、项强、足外翻
	金门	在足背，外踝前缘直下。第 5 跖骨粗隆后方，骰骨下缘凹陷中	腰痛、下肢痿痛、头痛、外踝肿痛
	京骨	在跖区，第 5 跖骨粗隆前下方，赤白肉际处 * 取穴小窍门：在足外侧缘，足跟与跖趾关节连线的中点处可触到明显隆起的骨，即第 5 跖骨粗隆	头痛、项强、目翳、癫痫、腰腿痛
	束骨	在跖区，第 5 跖趾关节的近端，赤白肉际处	头痛、项强、目眩、癫痫、腰腿痛
	足通谷	在跖区，第 5 跖趾关节的远端，赤白肉际处	头痛、项强、目眩、癫痫、腰腿痛
	至阴	在足趾，小趾末节外侧，趾甲根角侧后方 0.1 寸（指寸）	胎位不正、难产、头痛、目痛、鼻出血
足少阳胆经	悬钟	在小腿外侧，外踝尖上 3 寸，腓骨前缘	下肢痿痹、胸胁胀痛、颈项强痛、偏头痛、膝髌肿痛
	丘墟	在踝区，外踝的前下方，趾长伸肌腱的外侧凹陷中 * 取穴小窍门：第 2~5 趾抗阻力伸展，可显现趾长伸肌腱	下肢痿痹、外踝肿痛、脚气、胸胁胀痛
	足临泣	在足背，第 4、5 跖骨底结合部的前方，第 5 趾长伸肌腱外侧凹陷中	足跗肿痛、胁肋疼痛、偏头痛、目赤肿痛
	地五会	在足背，第 4、5 跖骨间，第 4 跖趾关节近端凹陷中	足跗肿痛、胁肋疼痛、头痛、目赤、耳鸣、耳聋
	侠溪	在足背，第 4、5 趾间，趾蹼缘后方赤白肉际处	头痛、眩晕、目赤肿痛、耳鸣、耳聋、胸胁疼痛、乳痈（乳腺炎）
	足窍阴	在足趾，第 4 趾末节外侧，趾甲根角侧后方 0.1 寸（指寸）	足肿痛、胁痛、目赤肿痛、耳鸣、耳聋、头痛、失眠

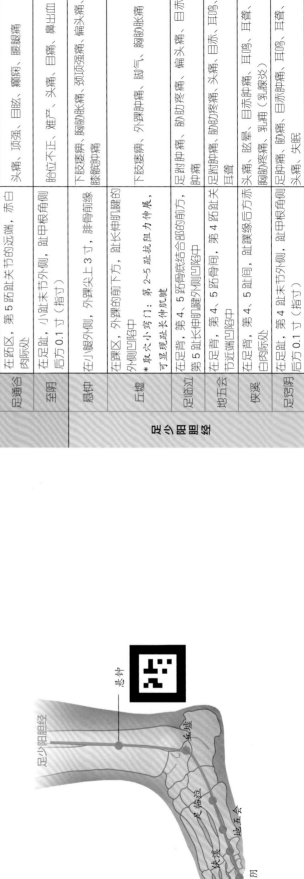

足少阴肾经

足厥阴肝经

足少阴肾经

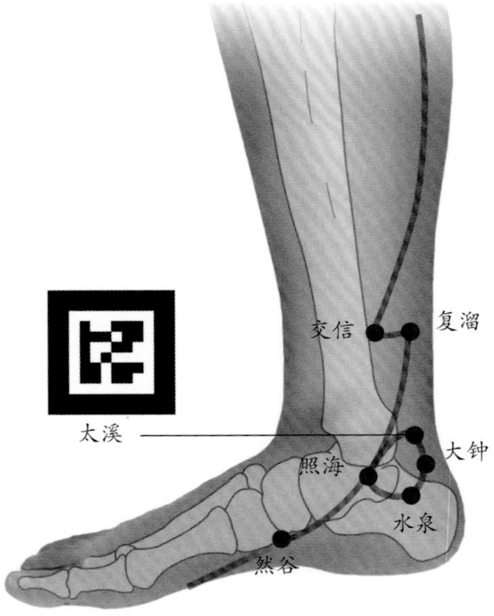

足厥阴肝经

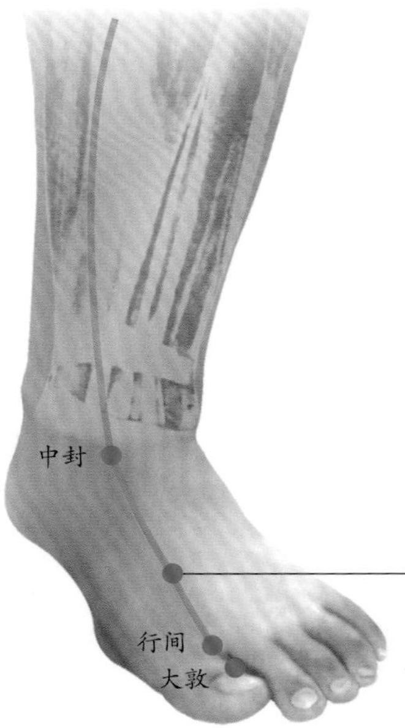

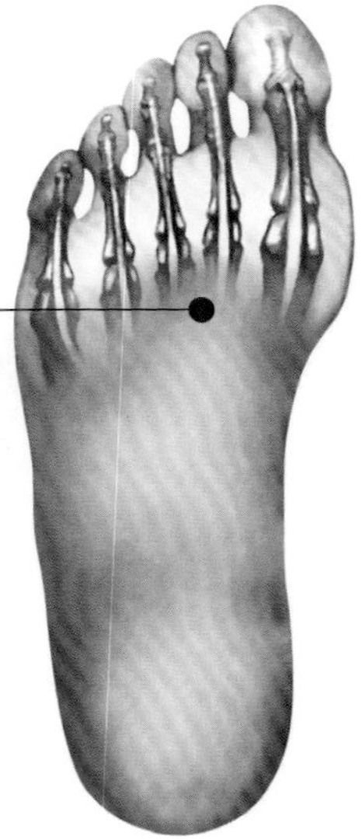

穴位		定位	主治
足少阴肾经	涌泉	在足底，屈足卷趾时足心最凹陷中 *取穴小窍门：卧位或伸腿坐位，卷足，约当足底第 2、3 趾蹼缘与足跟连线的前 1/3 与后 2/3 交点凹陷中	头顶痛、眩晕、昏厥、癫狂、失眠、便秘、小便不利、咽喉肿痛、失音、足心热
	然谷	在足内侧，足舟骨粗隆下方，赤白肉际处	月经不调、遗精、小便不利、泄泻、咽喉肿痛、咯血、牙关紧闭
	太溪	在踝区，内踝尖与跟腱之间的凹陷中	月经不调、遗精、阳痿、小便频数、消渴、泄泻、腰痛、头痛、耳鸣耳聋、咽喉肿痛、失眠、咳嗽、咯血
	大钟	在跟区，内踝后下方，跟骨上缘，跟腱附着部前缘凹陷中	癃闭、遗尿、便秘、咯血、气喘、嗜睡、足跟痛
	水泉	在跟区，太溪直下 1 寸，跟骨结节内侧凹陷中	月经不调、痛经、小便不利
	照海	在踝区，内踝尖下 1 寸，内踝下缘边际凹陷中 *取穴小窍门：由内踝尖向下推，至其下缘凹陷中	月经不调、痛经、带下、小便不利、咽喉痛、目赤肿痛、失眠
	复溜	在小腿内侧，内踝尖直上 2 寸，跟腱的前缘 *取穴小窍门：前平交信	水肿、腹胀、泄泻、盗汗、热病无汗或汗出不止
	交信	在小腿内侧，内踝尖上 2 寸，胫骨内侧缘后际凹陷中 *取穴小窍门：复溜前 0.5 寸	月经不调、崩漏、泄泻、便秘
足厥阴肝经	大敦	在足趾，大趾末节外侧，趾甲根角侧后方 0.1 寸	遗尿、癃闭、闭经、月经不调、疝气、癫痫
	行间	在足背，第 1、2 趾间，趾蹼缘后方赤白肉际处	头痛、目眩、目赤肿痛、月经不调、痛经、小便不利、中风、癫痫、胁肋疼痛、急躁易怒、黄疸
	太冲	在足背，第 1、2 跖骨间，跖骨底结合部前方凹陷中，或触及动脉搏动 *取穴小窍门：从第 1、2 跖骨间向后推移至足背部的凹陷中取穴	头痛、目眩、目赤肿痛、耳鸣耳聋、呃逆、月经不调、崩漏、痛经、小便不利、中风、癫痫、胁肋疼痛、急躁易怒、黄疸、下肢痿痹、失眠
	中封	在踝区，内踝前，胫骨前肌肌腱的内侧凹陷中	腹痛、小便不利、疝气、下肢痿痹、足踝肿痛

超简单足部穴位按摩

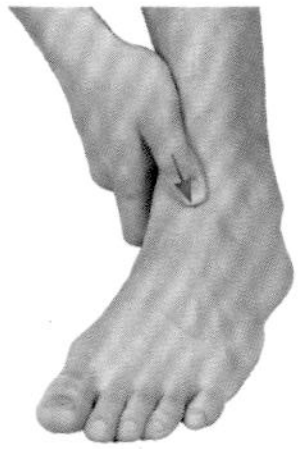

解溪

用拇指按揉解溪穴 2 分钟，力度稍重。同法按揉对侧解溪穴。每日 2 次。

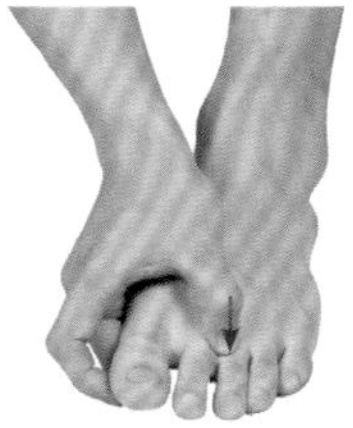

内庭

用拇指按揉内庭穴 2 分钟，力度稍重。同法按揉对侧内庭穴。每日 2 次。

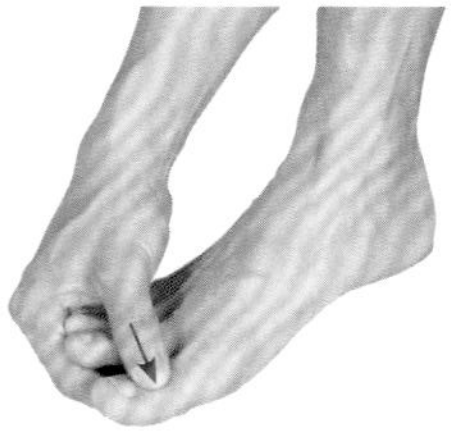

隐白

用拇指点按隐白穴 2 分钟，可停留片刻后放松，反复 5~6 下。同法按揉对侧隐白穴。每日 2 次。

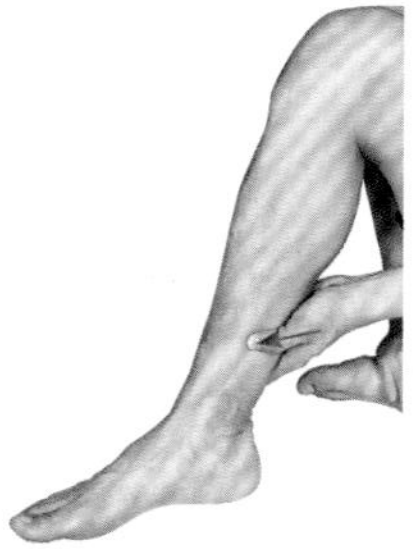

三阴交

用拇指用力按压三阴交穴，停留片刻后放松，反复 5~6 下。同法按压对侧三阴交穴。每日 2 次。

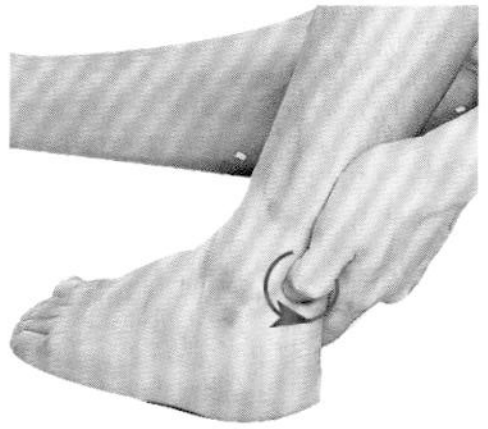

昆仑

用拇指和食指同时拿揉昆仑穴，力度稍重。同法拿揉对侧昆仑穴。每日 2 次。

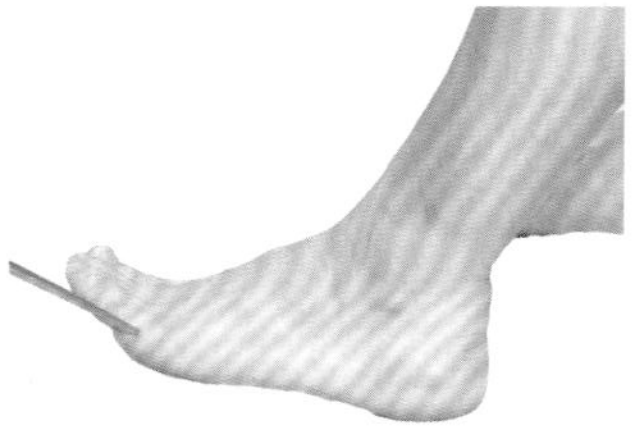

足通谷

用按摩棒点按足通谷穴，每分钟 30~50 下，力度适中，每次 2 分钟。同法点按对侧足通谷穴。每日 2 次。

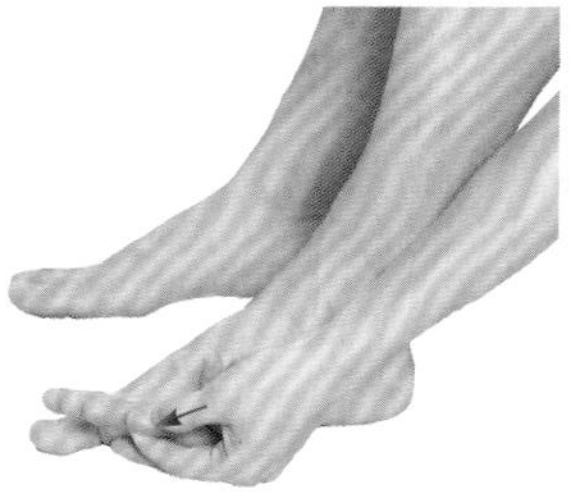

至阴

用拇指指尖掐揉至阴穴，力度可稍重，每分钟 30~50 下。同法按揉对侧至阴穴。每日 2 次。

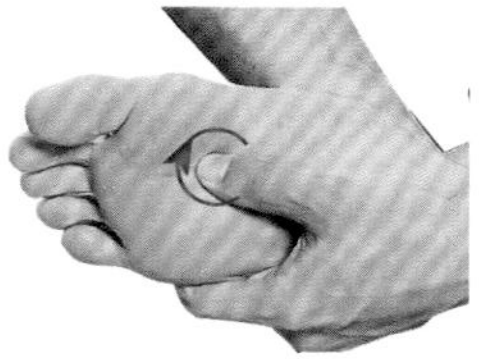

涌泉

用拇指按揉涌泉穴 2 分钟，力度稍重。同法按揉对侧涌泉穴。每日 2 次。

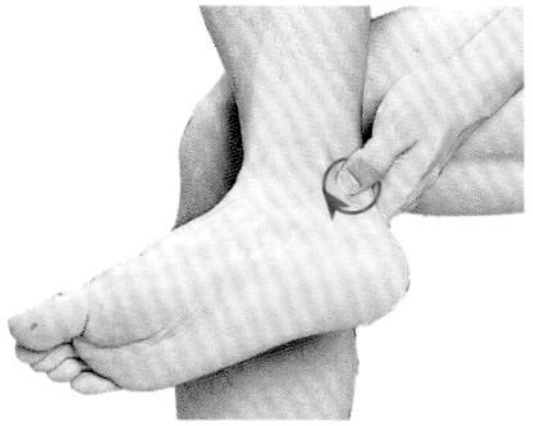

太溪

用拇指和食指同时拿揉太溪穴 2 分钟，力度稍重。同法按揉对侧太溪穴。每日 2 次。

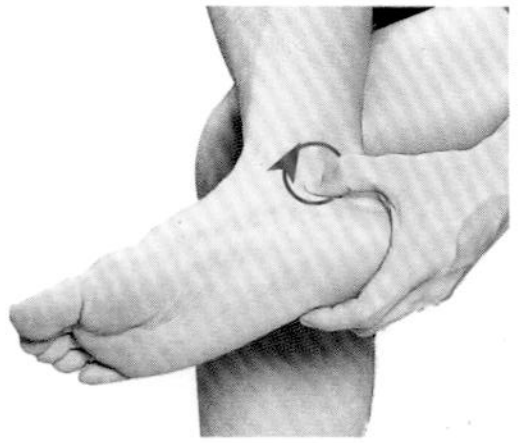

照海

用拇指按揉照海穴 2 分钟，力度稍重。同法按揉对侧照海穴。每日 2 次。

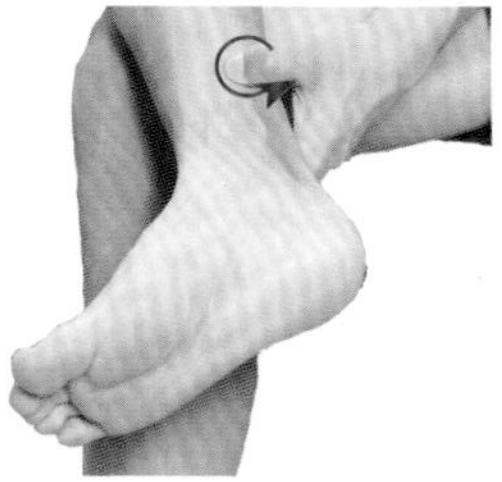

复溜

用拇指按揉复溜穴 2 分钟，力度稍重，同法按揉对侧复溜穴。每日 2 次。

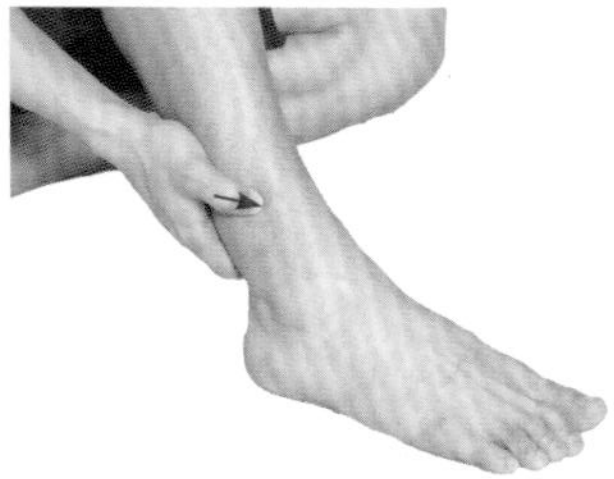

悬钟

用拇指点按悬钟穴 2 分钟，同法按揉对侧悬钟穴。每日 2 次。

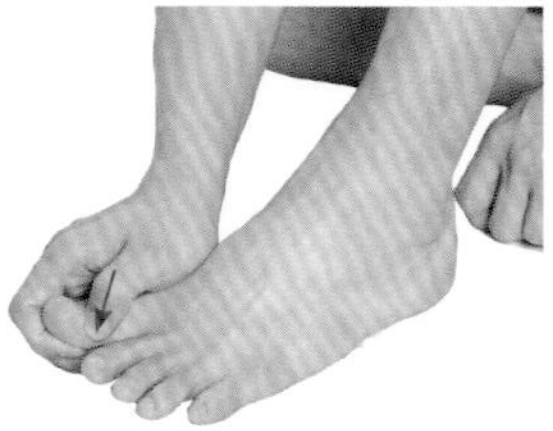

大敦

用拇指指端掐揉大敦穴，力度可稍重，每分钟 30~50 下。同法按揉对侧大敦穴。每日 2 次。

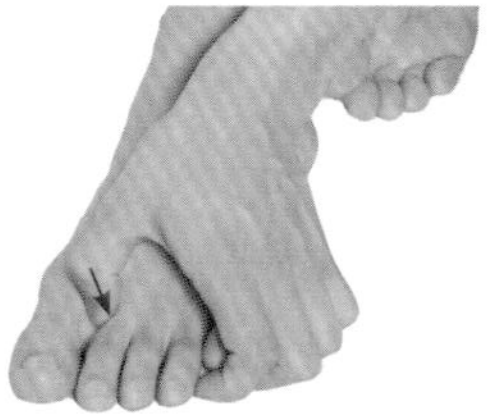

行间

用拇指指端掐揉行间穴，力度可稍重，每分钟 30~50 下。同法按揉对侧行间穴。每日 2 次。

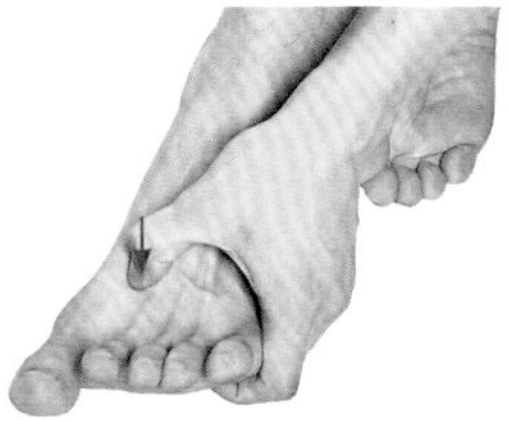

太冲

用拇指掐按太冲穴，停留片刻后放松，反复 5~6 下。同法掐按对侧太冲穴。每日 2 次。

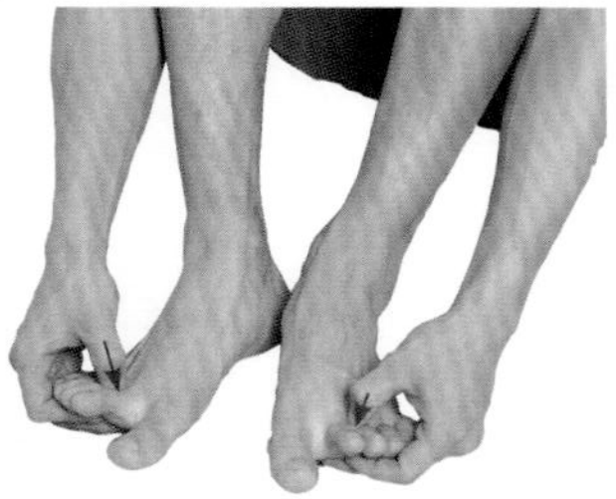

八风

用拇指指端掐揉八风穴，力度可稍重，每分钟 30~50 下。同法按揉对侧八风穴。每日 2 次。

手掌面反射区

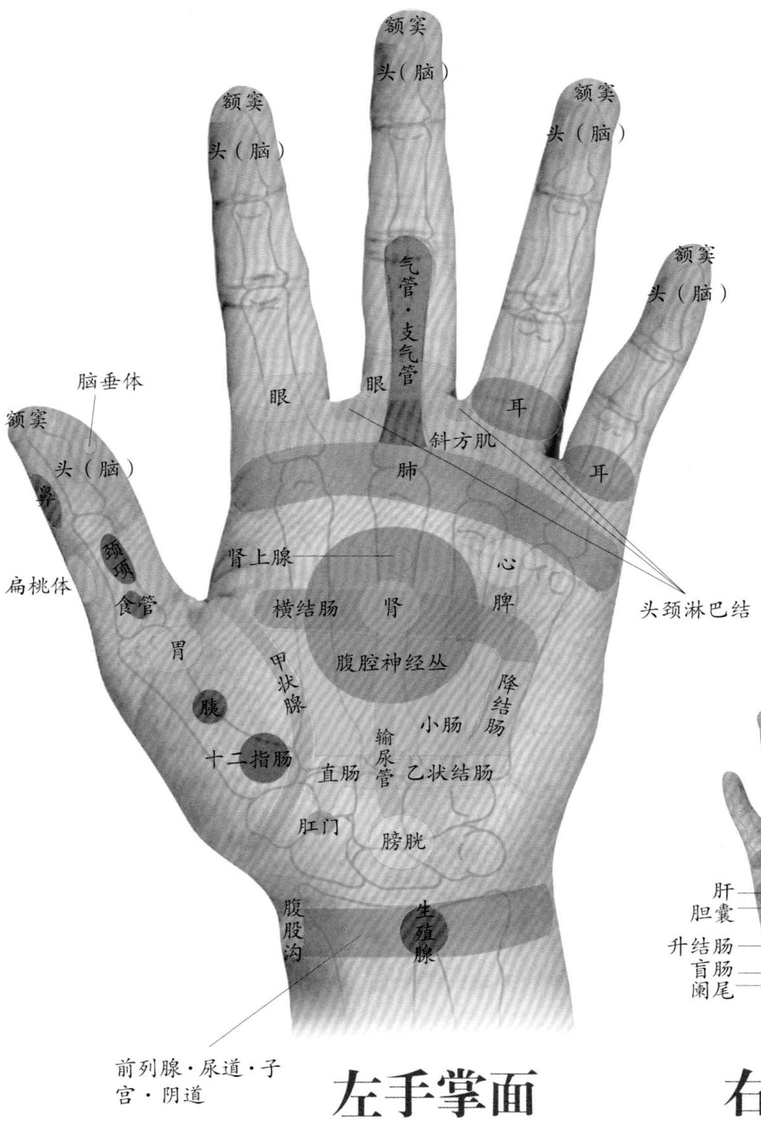

左手掌面

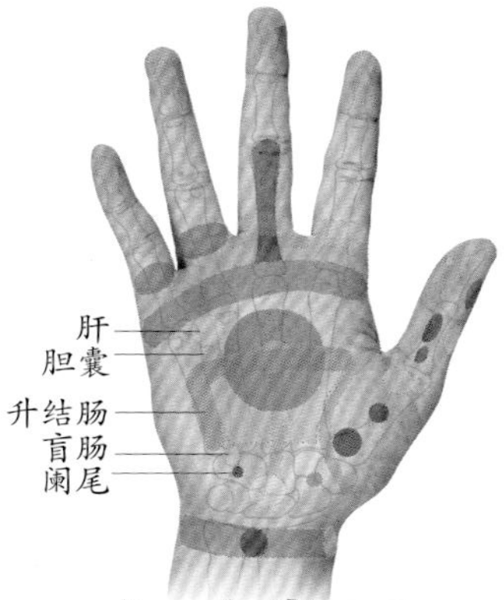

右手掌面

第二章

手部反射区及穴位

反射区	定位	主治
头（脑）	双手掌面，10 个手指末节螺纹面	中风后遗症、脑震荡后遗症、高血压、头痛、头晕、神经衰弱
额窦	双手掌面，10 个手指尖	鼻窦炎、脑震荡后遗症、中风后遗症、头痛、头晕、神经衰弱
脑垂体	双手拇指指腹中心	内分泌功能失调、小儿发育不良、围绝经期综合征
眼	双手掌面和手背面第 2、3 指指根部	结膜炎、角膜炎、近视、远视、青光眼、白内障、眼出血
耳	双手掌面和手背面第 4、5 指指根部	中耳炎、耳鸣、耳聋、眩晕
鼻	双手拇指第 2 节（远节）指骨桡侧的中部，赤白肉际处	过敏性鼻炎、鼻出血、上呼吸道感染
扁桃体	双手拇指近节指骨桡侧的赤白肉际处，鼻反射区的近侧	扁桃体炎、上呼吸道感染、发热
颈项	双手拇指掌面近节指骨中央	落枕、颈椎病、颈部酸痛、颈部僵硬、颈部软组织损伤
头颈淋巴结	在手掌面和手背面，第 2~5 指指根部间的凹陷处	眼、耳、舌、口腔、牙齿的疾患，甲状腺肿大，免疫力低下
斜方肌	双手掌面眼、耳反射区近侧，呈一弧形带状区域	落枕、颈部疼痛、背部酸痛、上肢疼痛、手指麻木无力
心	左手掌面第 4、5 掌骨之间，掌骨的远端，近掌骨头处	心绞痛、心肌梗死恢复期、心力衰竭恢复期、心律不齐、心功能不全等循环系统疾病

续表

反射区	定位	主治
脾	左手掌面第 4、5 掌骨远端之间，心反射区的近侧	贫血、高血压、肌肉酸痛、消化不良、食欲不振
肺	双手掌面，横跨第 2、3、4、5 掌骨，为靠近掌指关节的带状区域	肺炎、支气管炎、肺气肿、肺结核
气管 · 支气管	双手掌面中指近节指骨，该反射区的近心端与肺反射区相连	肺炎、支气管炎
肝	右手掌面第 4、5 掌骨之间，掌骨的远端，近掌骨头处	肝区不适、肝炎、肝硬化、腹胀、腹痛、消化不良、高脂血症等
胆囊	右手掌面第 4、5 掌骨之间，肝反射区的近侧	胆囊炎、胆石症、厌食症、胃肠功能紊乱
甲状腺	双手掌面第 1 掌骨近心端至第 1、2 掌骨之间，再转向虎口边缘所形成的弧形带状区域	甲状腺功能亢进症、甲状腺功能低下症、单纯性甲状腺肿
腹腔神经丛	双手掌面第 2、3、4 掌骨之间的圆形区域	胃肠功能紊乱、腹胀、腹泻、胸闷、烦躁、神经衰弱
肾	双手掌面第 3 掌骨中部	急慢性肾炎、肾结石、肾功能不全、尿路结石、高血压、慢性支气管炎、前列腺炎、前列腺增生
肾上腺	双手掌面第 3 掌骨中上段，肾反射区的远侧	肾上腺皮质功能不全、过敏性哮喘、心律不齐、风湿性关节炎
膀胱	双手掌面大、小鱼际交接处的凹陷中	输尿管结石、泌尿系统感染（症状为尿频、尿急、尿痛、尿液异常和腰痛）
输尿管	双手掌面中部肾反射区与膀胱反射区之间的条形带状区域	输尿管结石、泌尿系统感染、肾积水、高血压
生殖腺	双手掌侧腕横纹中点处，相当于大陵穴处	性功能低下、月经不调、围绝经期综合征
前列腺 · 尿道 · 子宫 · 阴道	双手掌侧腕横纹处生殖腺反射区两侧的带状区域	前列腺炎、泌尿系统感染、子宫肌瘤、宫颈炎、阴道炎、白带异常、尿道炎

续表

反射区	定位	主治
腹股沟	双手掌侧腕横纹的桡侧端	生殖系统疾病，在男性包括排尿异常、脓尿、性功能障碍、不育症、前列腺增生等，在女性常见的有阴道炎、宫颈炎、子宫内膜炎
食管	双手掌面拇指近节指骨近端，颈项反射区的近侧	食管肿瘤、食管炎
胃	双手掌面第 1 掌骨体远端	胃痛、消化不良、呕吐、腹胀、胃酸分泌过多
十二指肠	双手掌面第 1 掌骨体近心端	消化不良、十二指肠溃疡、食欲不振
胰	双手掌面胃反射区与十二指肠反射区之间，约当第 1 掌骨体中部	胰腺炎、消化不良
小肠	双手掌面中部凹陷中，各结肠反射区所包围的区域	肠炎、腹痛、胃肠功能紊乱、消化不良、失眠、贫血
盲肠	右手掌面第 4、5 掌骨底与钩骨结合部的尺侧	腹泻、腹胀、便秘、阑尾炎、术后腹胀
阑尾	右手掌面盲肠反射区的近侧	阑尾炎及其术后康复
升结肠	右手掌面，第 5 掌骨近心端至中部的尺侧缘	腹胀、腹痛、便秘、消化不良、结肠炎
降结肠	左手掌面第 5 掌骨中部至近心端的尺侧缘	腹胀、腹痛、便秘、消化不良、结肠炎、痔疮
横结肠	双手掌面的带状区域。在左手掌为虎口与降结肠反射区之间的带状区域，在右手掌为虎口与升结肠反射区之间的带状区域	腹胀、腹痛、便秘、消化不良、结肠炎
乙状结肠	左手掌面，为腕掌关节处的带状区域，起始于第 5 掌骨与钩骨相交接处	便秘、结肠炎、直肠炎
肛门	左手掌面乙状结肠反射区的末端	肛周炎、痔疮、肛裂、便秘
直肠	左手掌面，连接乙状结肠反射区与肛门反射区的带状区域	痔疮、肛裂、便血、便秘、脱肛

超简单手掌面反射区按摩

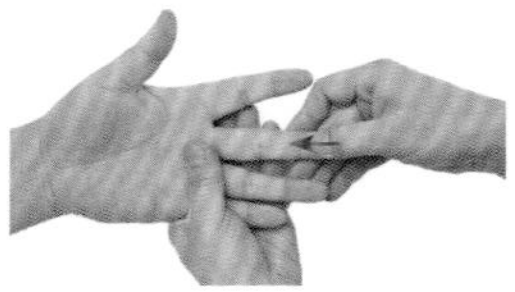

头（脑）

从指尖向指根方向推 10~15 次

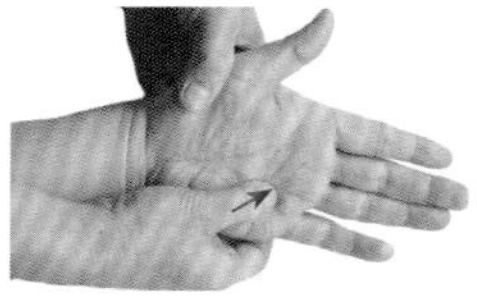

心

向手指方向推 10~20 次

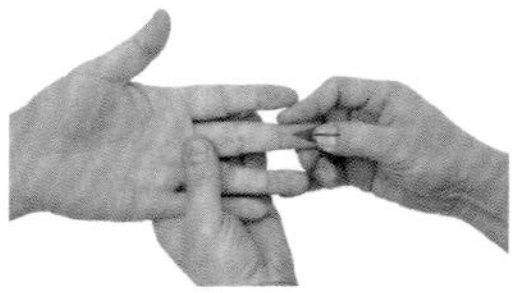

额窦

用拇指指端点按 8~10 次

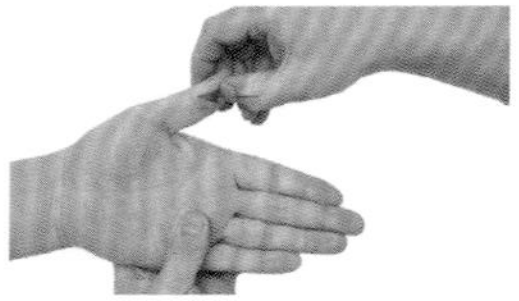

脑垂体

掐 5~10 次

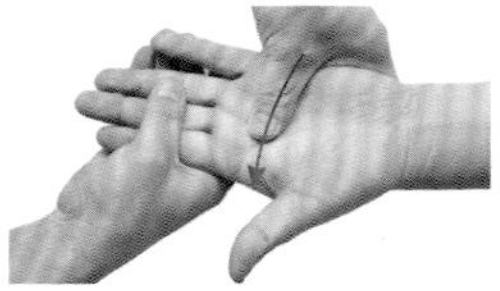

肺

横推 10~15 次

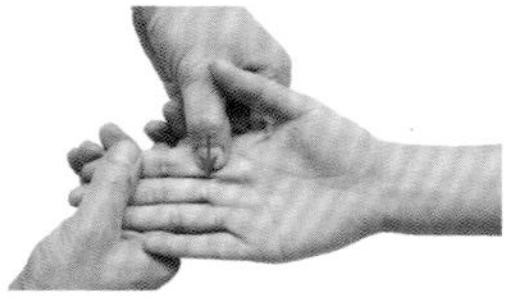

眼

横推 20 次

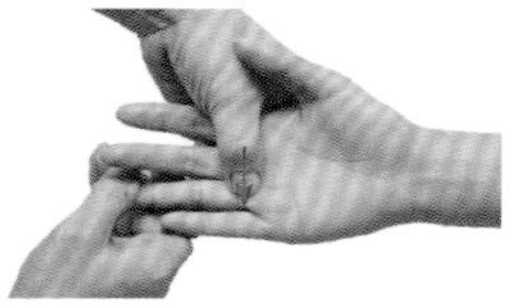

耳

横推 20 次

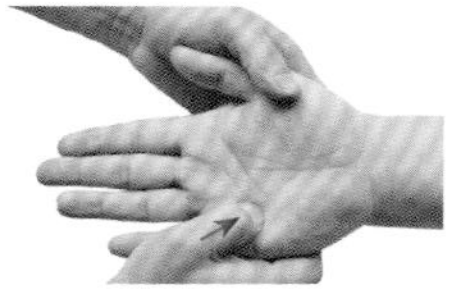

肝

点按 10 次

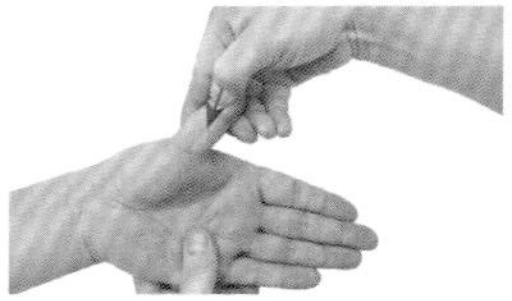

鼻

点按 15~20 次

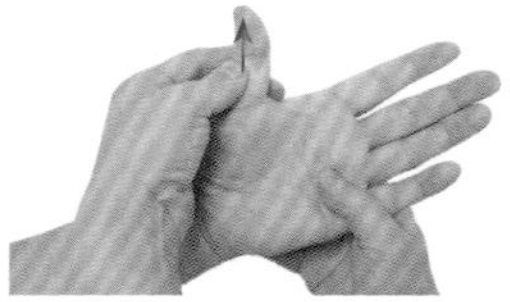

扁桃体

向指尖方向推 10~20 次

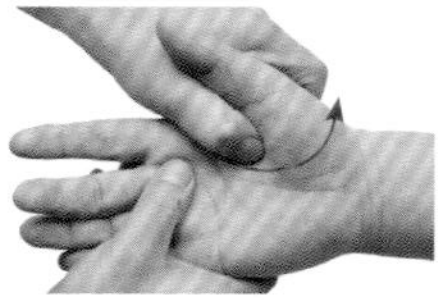

甲状腺

按揉 20~25 次

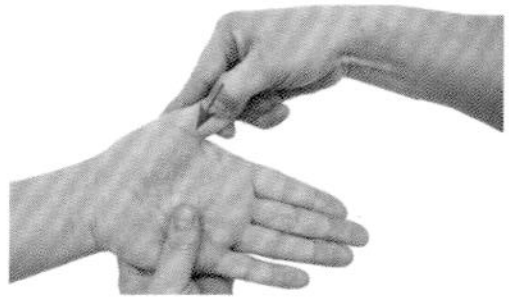

颈项

向指根方向推 10~15 次

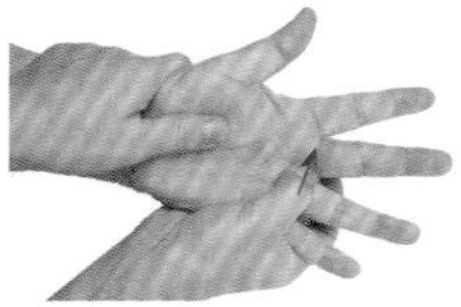

头颈淋巴结

点掐 5~10 次

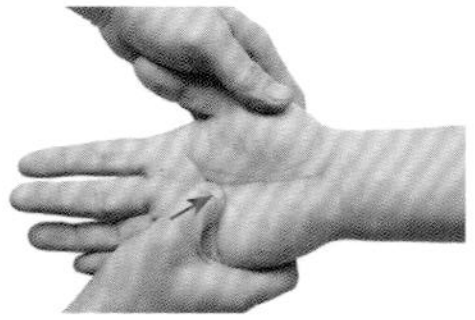

肾

点按 10~15 次

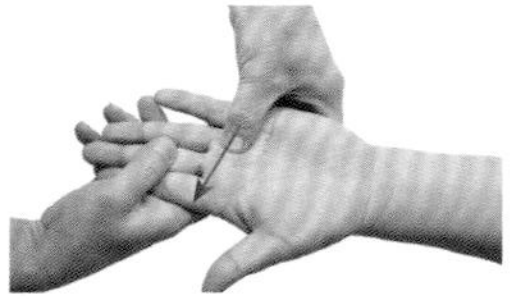

斜方肌

从尺侧向桡侧推 10~15 次

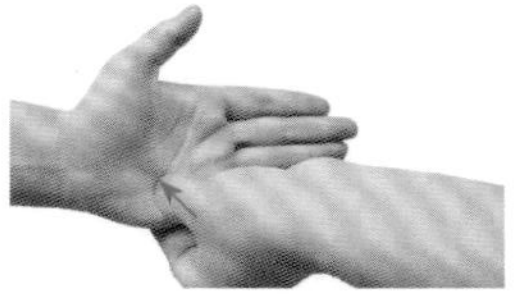

脾

点按 20~25 次

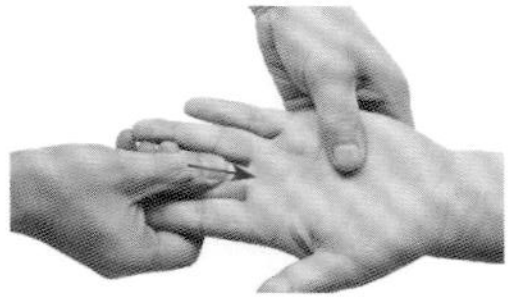

气管・支气管

向腕侧推 10~15 次

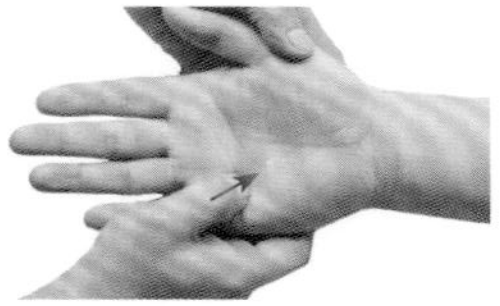

胆囊

点按 10~15 次

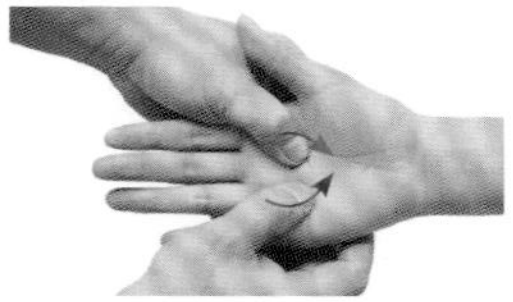

腹腔神经丛

围绕肾反射区两侧向手腕方向推 10~15 次

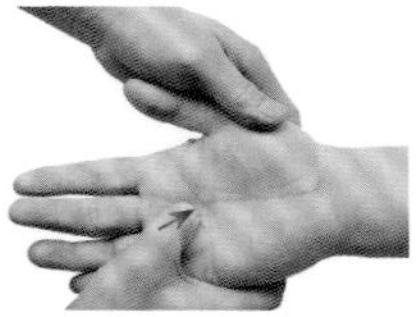

肾上腺

点按 10~15 次

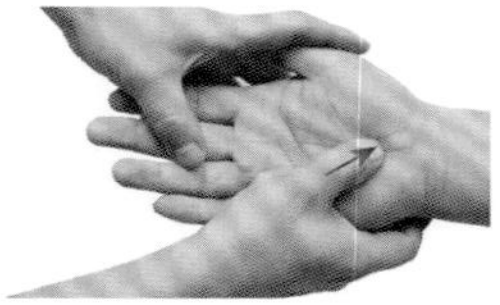

膀胱

点按 10~15 次

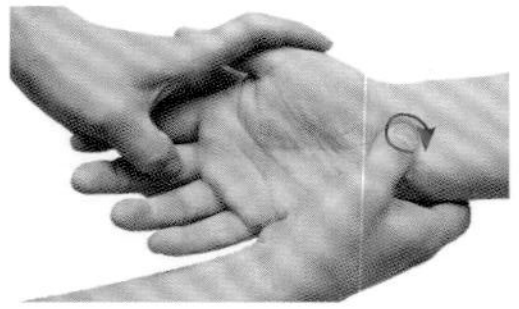

生殖腺

按揉 20~25 次

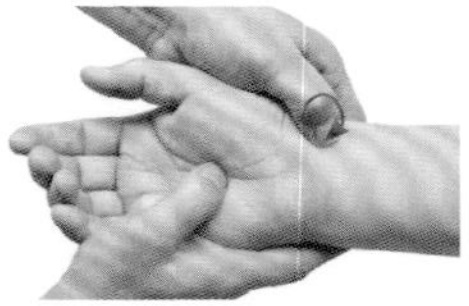

腹股沟

按揉 20~25 次

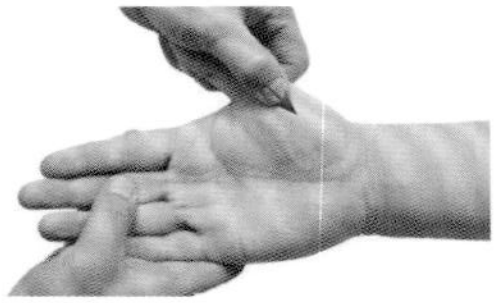

胃

向手腕方向推 10~15 次

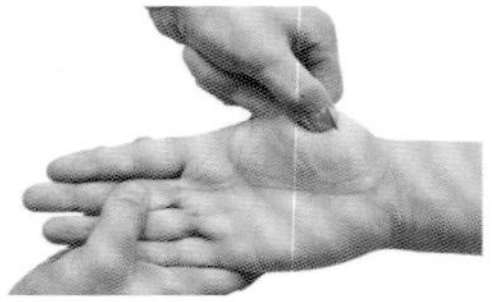

胰

向手腕方向推 10~15 次

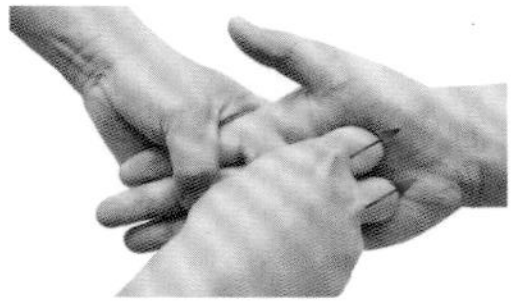

小肠

向手腕方向推 20~25 次

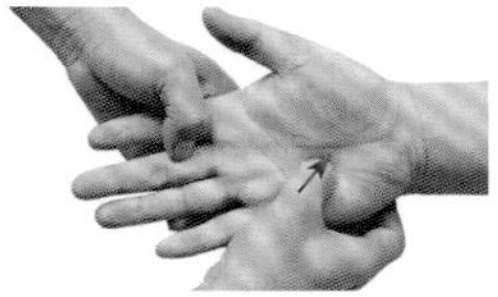

阑尾

点按 10 次

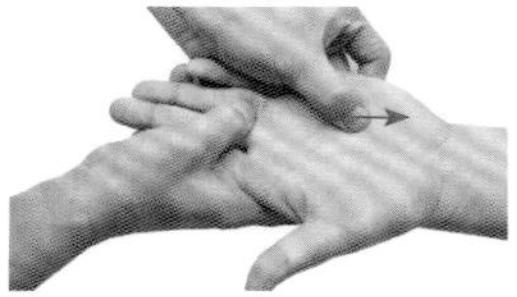

降结肠

向手腕方向推按 20~25 次

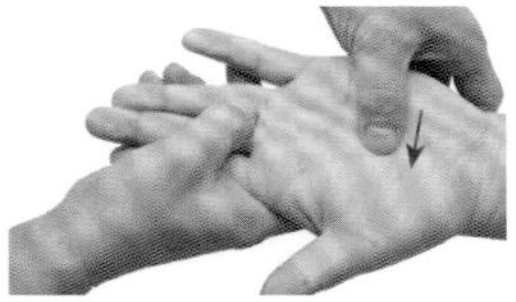

乙状结肠

由尺侧向桡侧推 20~25 次

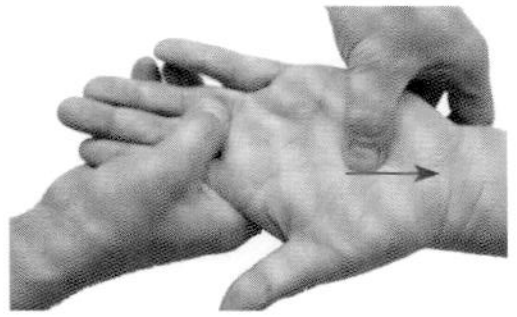

直肠

向手腕方向推 20 次

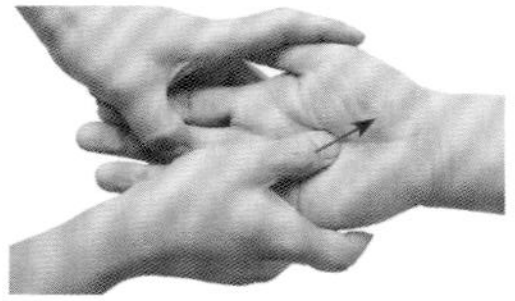

输尿管

用单指向手腕方向推 10~15 次

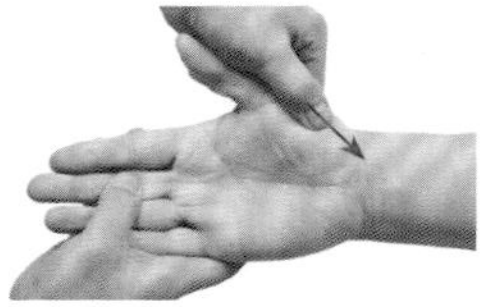

十二指肠

向手腕方向推 10~15 次

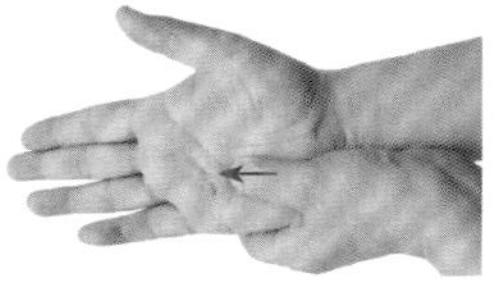

升结肠

向指尖方向推 20~25 次

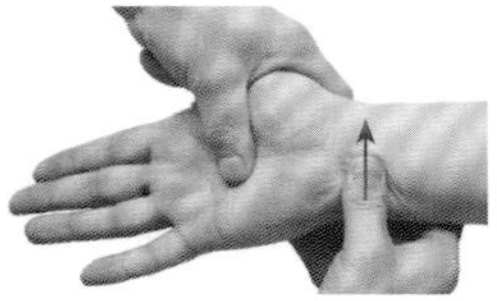

前列腺·尿道·子宫·阴道

由中间向两侧分推或由尺侧向桡侧推 20~30 次

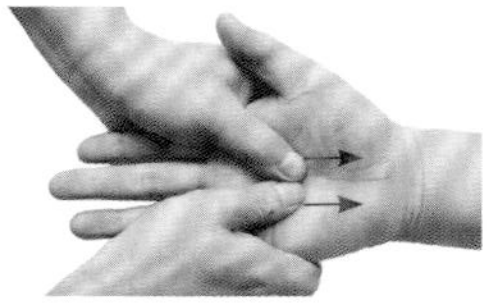

小肠

向手腕方向推 20~25 次

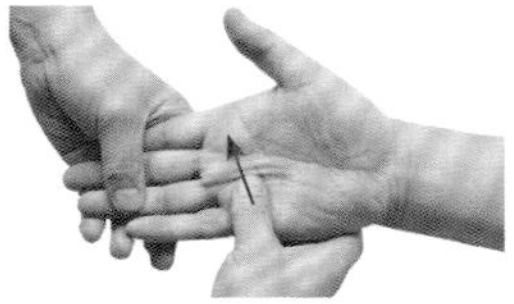

横结肠

由尺侧向桡侧推 20~25 次

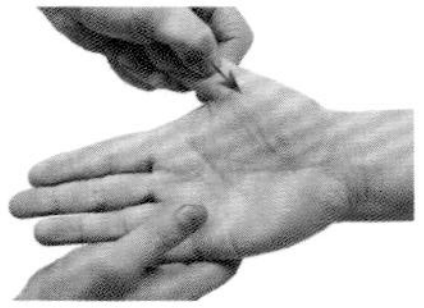

食管

向指根方向推 10~15 次

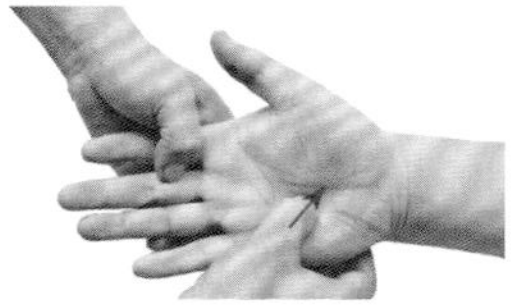

盲肠

掐 10~15 次

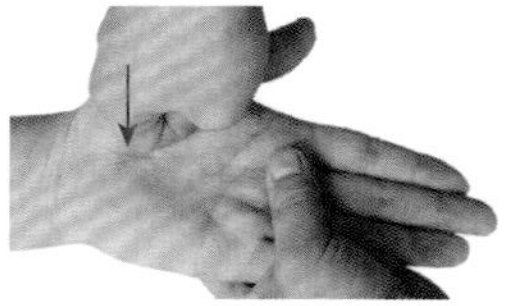

肛门

点按 10~15 次

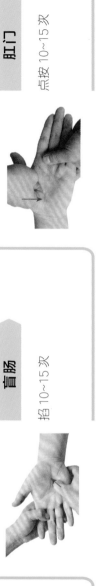

手背面反射区

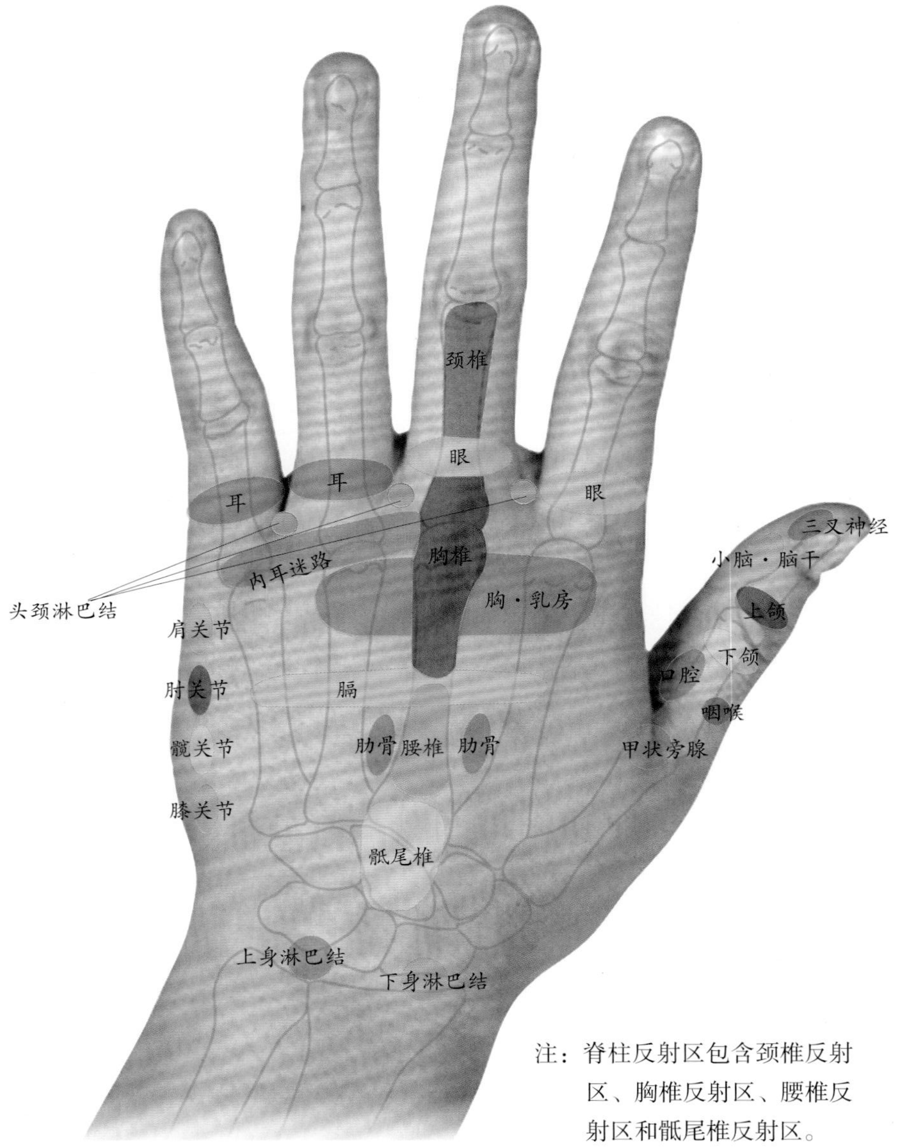

注：脊柱反射区包含颈椎反射区、胸椎反射区、腰椎反射区和骶尾椎反射区。

反射区	定位	主治
小脑・脑干	手掌面，拇指指腹尺侧	头痛、眩晕、失眠、记忆力减退、帕金森病
三叉神经	拇指末节指腹远端尺侧缘	偏头痛、牙痛、面瘫、三叉神经痛
上颌・下颌	双手拇指背侧，拇指指间关节横纹上下的带状区域，远侧为上颌，近侧为下颌	牙痛、颞颌关节炎、牙周炎
眼	双手掌面和手背面第 2、3 指指根部	结膜炎、角膜炎、近视、远视、青光眼、白内障、眼出血
耳	双手掌面和手背面第 4、5 指指根部	中耳炎、耳鸣、耳聋、眩晕
咽喉	双手拇指近节指骨背侧中央	气管炎、咽喉炎、咳嗽、声音嘶哑
口腔	双手拇指背侧，拇指近侧指间关节的尺侧缘	口腔溃疡、味觉异常、口唇疱疹
甲状旁腺	双手背面第 1 掌指关节背侧的凹陷处	甲状旁腺功能低下引起的缺钙症状如筋骨酸软、手足麻痹或痉挛等，白内障，癫痫
头颈淋巴结	在手掌面和手背面，第 2~5 指指根部间的凹陷处	眼、耳、舌、口腔、牙齿等部位的疾病，淋巴结肿大，甲状腺肿大，免疫力低下
上身淋巴结	双手背面尺侧，月骨、三角骨与尺骨间的凹陷处	各种炎症、发热、免疫力低下
下身淋巴结	双手背面桡侧，舟骨与桡骨间的凹陷处	各种炎症、发热、免疫力低下
内耳迷路	双手背侧，横跨第 3、4、5 掌指关节的带状区域，第 3、4、5 指指根结合部	头晕、晕车晕船、耳鸣、高血压、低血压、平衡功能障碍
胸・乳房	手背面第 2、3、4 掌骨的中上部	乳腺炎、乳腺增生、乳腺癌、食管炎
膈	双手背面第 2、3、4、5 掌骨中部的带状区域	呃逆、腹痛、恶心、呕吐
脊柱	双手背侧中指第 3 指骨至腕部（含颈椎、胸椎、腰椎、骶尾椎）	颈椎病、落枕、背部不适、腰痛、腰肌劳损、腰椎间盘突出症
颈椎	双手背面，中指第 1 指骨远端 2/3	颈椎病、落枕

续表

反射区	定位	主治
胸椎	双手背面中指第 1 指骨近端 1/3 至第 3 掌骨中点	颈肩部软组织损伤、胸痛、胸闷
腰椎	双手背面胸椎反射区至骶尾椎反射区之间的部分	腰酸背痛、急性腰扭伤、慢性腰肌劳损、腰椎骨质增生、腰椎间盘突出症、坐骨神经痛
骶尾椎	双手背面脊柱反射区末端部分，腕掌关节结合处	坐骨神经痛、腰骶部劳损、便秘
肋骨	双手背面腰椎反射区两侧	肋骨骨折、肋软骨炎、胸痛、胸闷
肩关节	双手背面第 5 掌骨远端的尺侧缘，赤白肉际处	肩部疾病，包括肩周炎、肩部损伤、肩部肌肉痉挛
肘关节	双手背面第 5 掌骨尺侧远端 1/4 至 1/2 之间的区域	网球肘（肱骨外上髁炎）、肘部疼痛
髋关节	双手背面第 5 掌骨肘关节反射区与膝关节反射区之间的区域	髋关节痛、坐骨神经痛、腰背疼痛
膝关节	双手背面第 5 掌骨近端的尺侧缘	膝关节痛、膝关节炎

超简单手背面反射区按摩

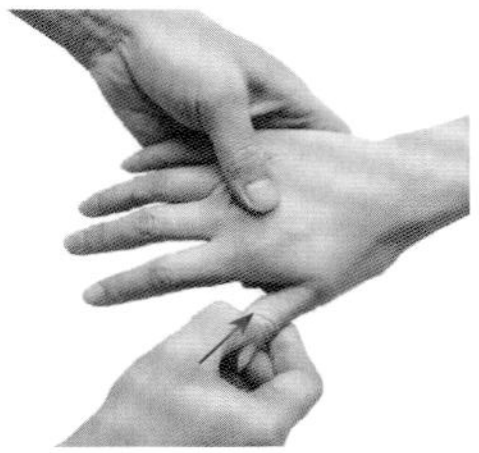

小脑 · 脑干

由指尖向指根方向推按 10~15 次

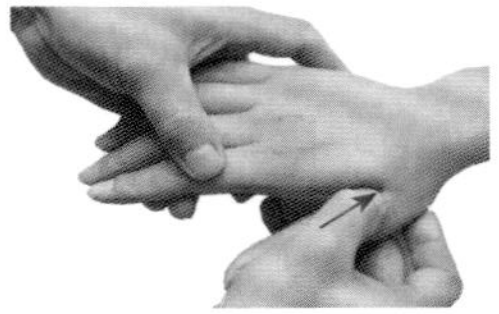

甲状旁腺

点按 20~25 次

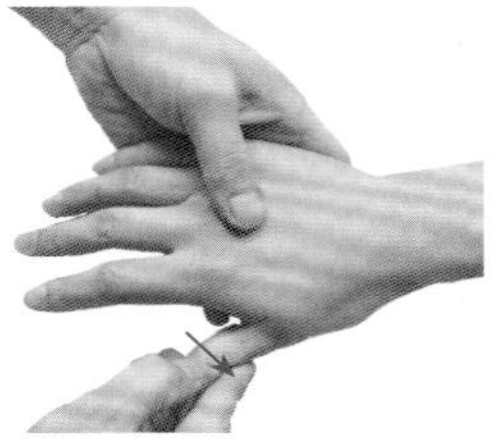

上颌

由尺侧向桡侧推 10~15 次

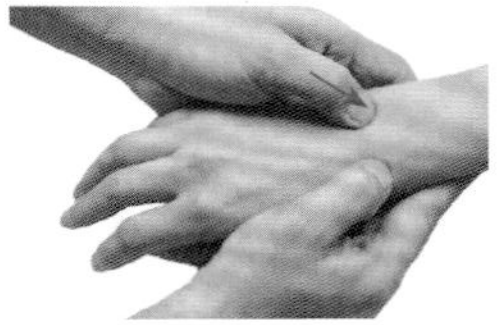

上身淋巴结

掐按或拨 15~20 次

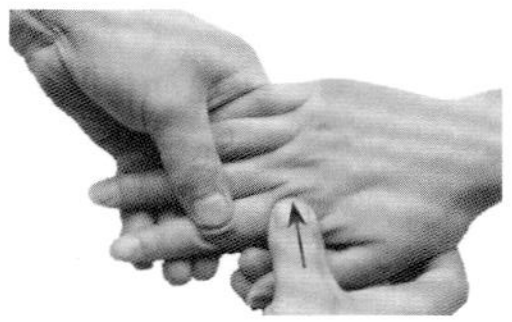

眼

横推 20 次

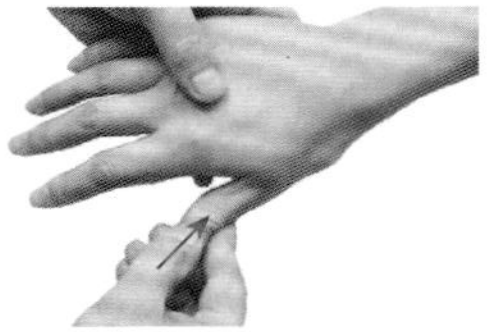

三叉神经

向虎口方向推按 10~15 次

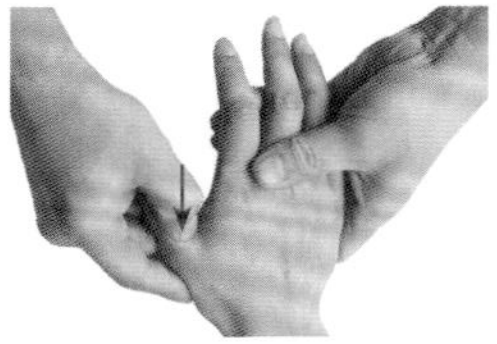

咽喉

点按 15~20 次

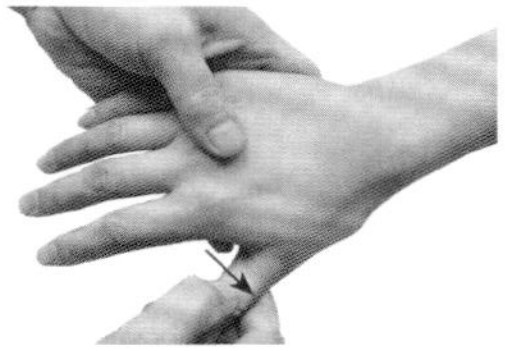

下颌

由尺侧向桡侧推 10~15 次

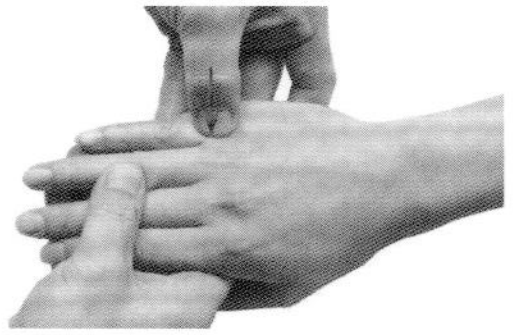

耳

横推 20 次

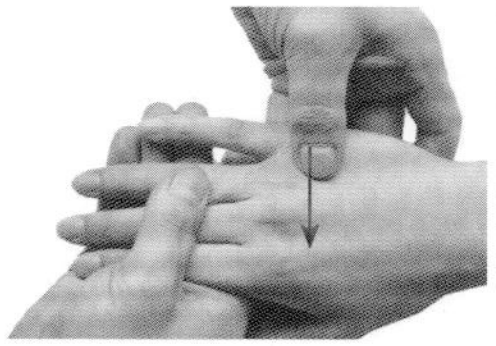

内耳迷路

横推 10~15 次

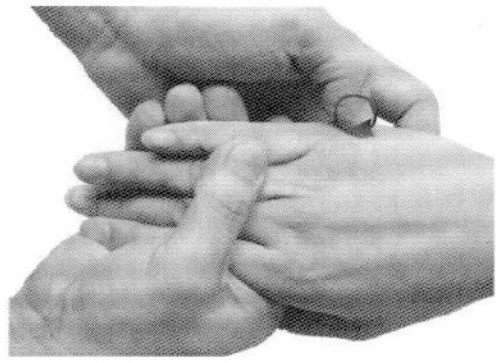

肩关节

按揉 20~25 次

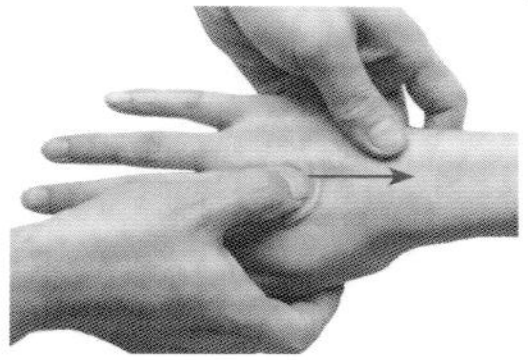

腰椎

向手腕方向推 20 次

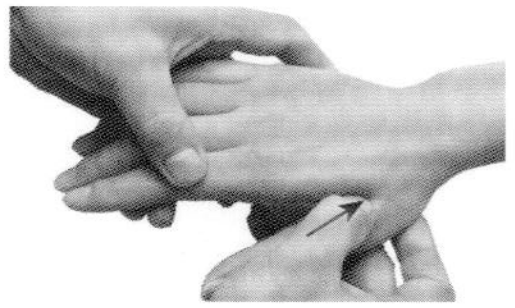

口腔

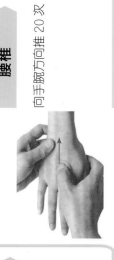

点按 15~20 次

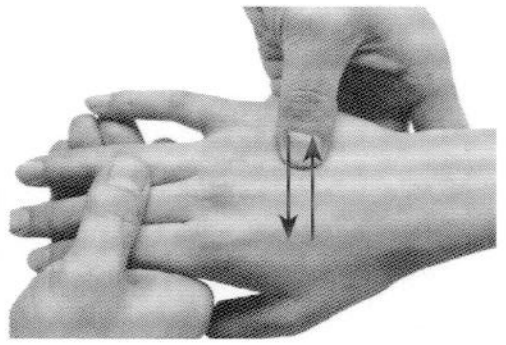

膈

双手拇指交叉推或以拇指推 20 次

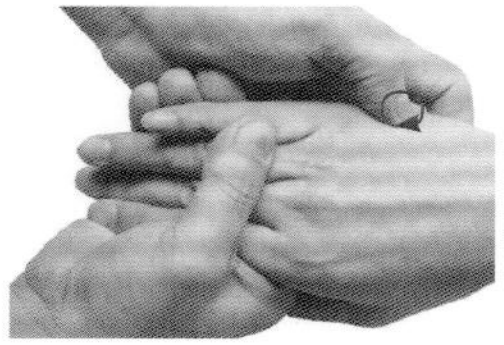

髋关节

按揉 10~15 次

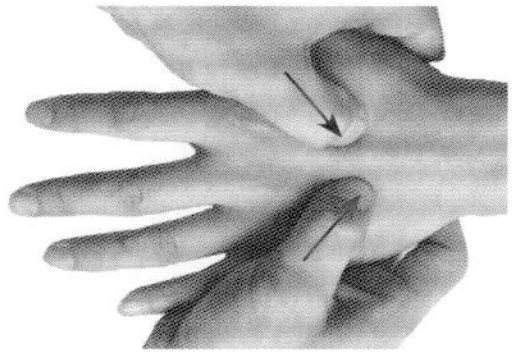

肋骨

点或揉拨 20~25 次

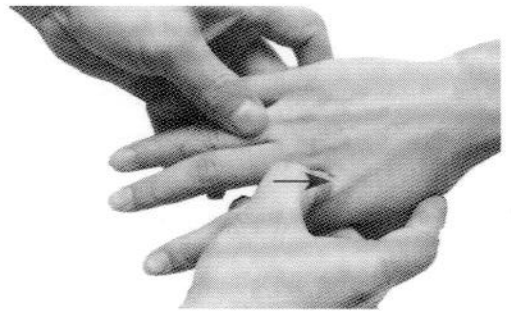

头颈淋巴结

点掐 5~10 次

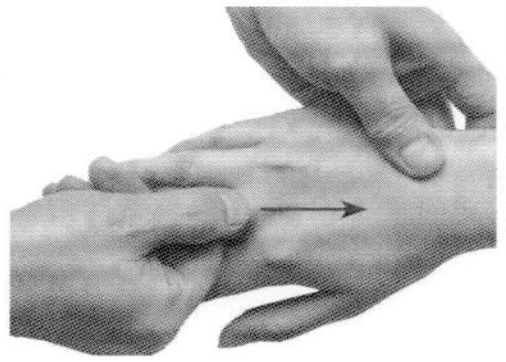

胸椎

向手腕方向推 20 次

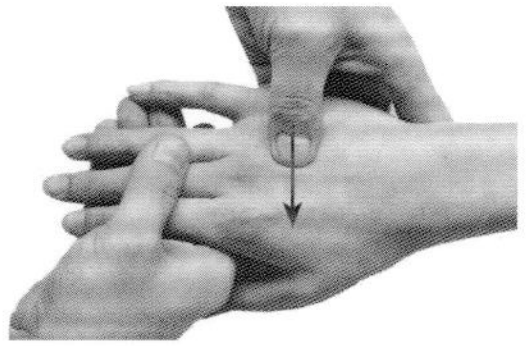

胸・乳房

从尺侧向桡侧推 15~20 次

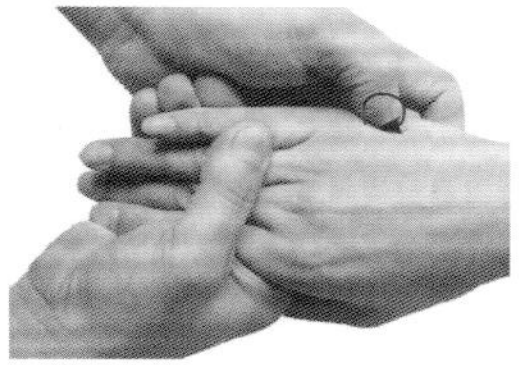

肘关节

按揉 10~15 次

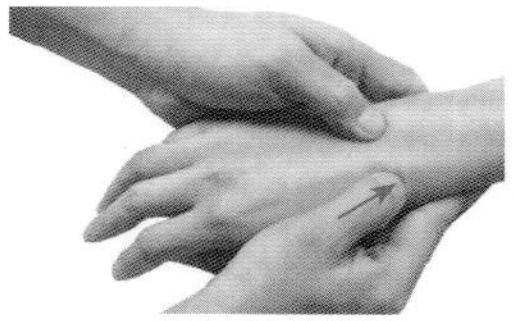

下身淋巴结

掐按或拨 15~20 次

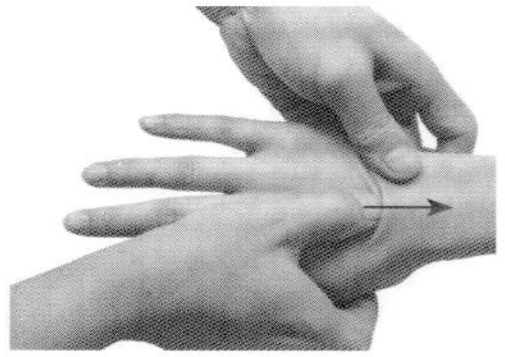

骶尾椎

向手腕方向推 20 次

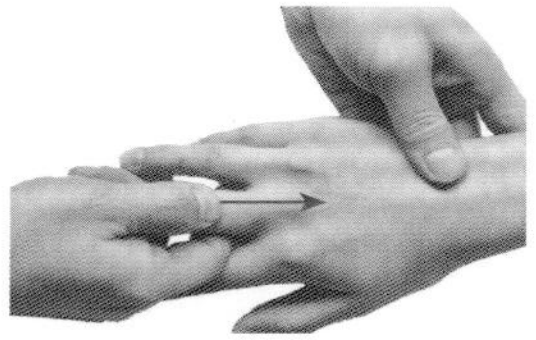

颈椎

向手腕方向推 20~25 次

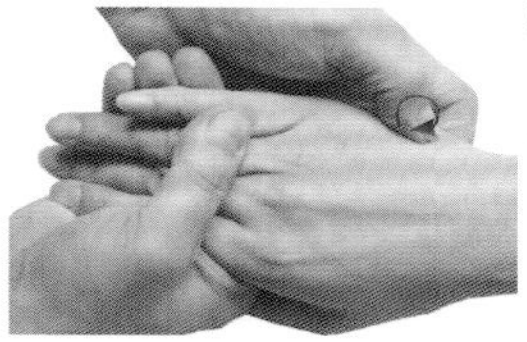

膝关节

按揉 10~15 次

手掌面全息区

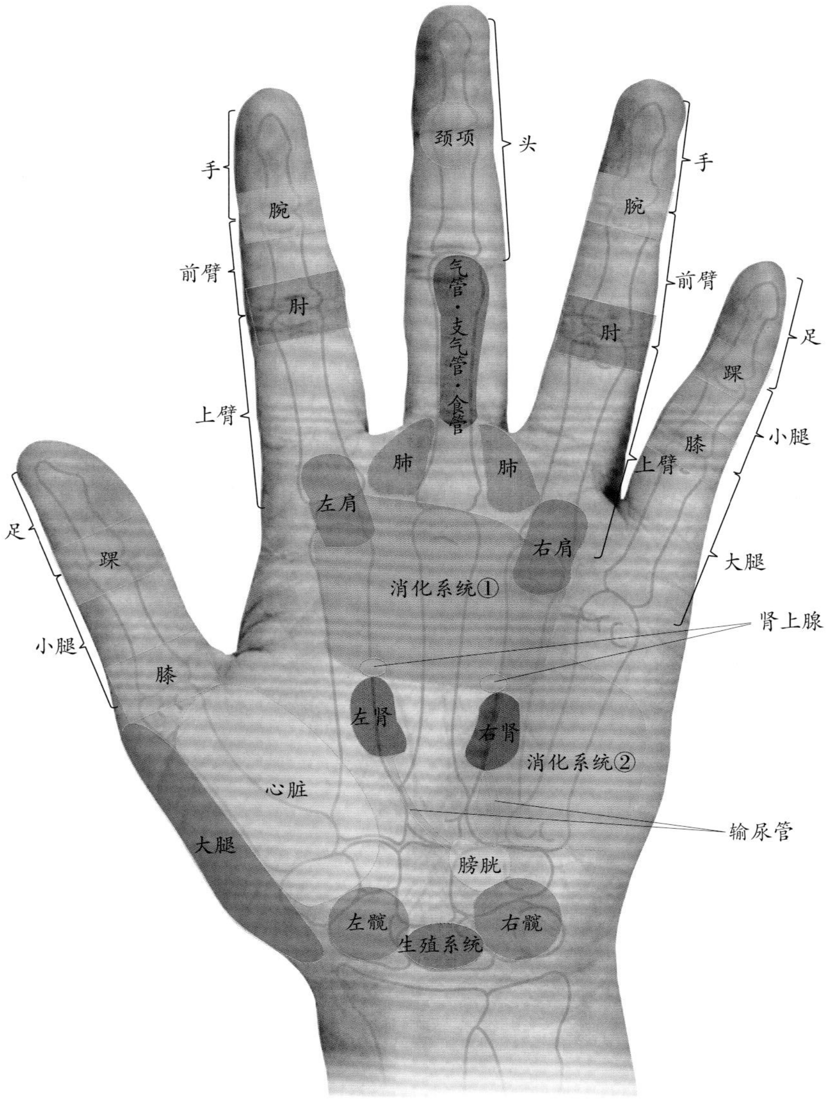

全身部位在手部的全息定位是诊病的基础，无论左手、右手均以靠大拇指侧为身体的左侧，靠小指侧为身体的右侧，以中指为身体的正中分界线。主要用于疾病的辅助诊断，提示相应部位可能存在的疾患。

全息区	定位	反映疾病
头	双手掌面和背面，中指远节及中节指骨，包括脑、眼、耳、鼻、口腔等	相应的五官疾病
颈项	双手掌面中指远侧指间关节处	颈项部疾病
气管·支气管·食管	双手掌面中指近节指骨远端 2/3 处	气管、支气管及食管部位的疾病
肺	双手掌面中指近节指骨近端 1/3 的两侧	肺部、气管、支气管部位的疾病
消化系统①	双手掌面第 2、3、4 掌骨的远端 1/2 处。包括胃、肝、胆、胰、脾及十二指肠区	相应各器官的疾病
消化系统②	双手掌面第 4、5 掌骨近端 2/3 处。包括升结肠、横结肠、降结肠、乙状结肠、直肠、小肠、肛门区	相应各器官的疾病
肾	双手掌面，消化系统①区中部至掌根部横纹的竖直线的中部两侧，拇指侧为左肾区，小指侧为右肾区	肾及肾上腺等疾病
肾上腺	双手掌面肾区的远侧	肾及肾上腺疾病
膀胱	双手掌面中指掌骨与头状骨、钩骨之间	膀胱、尿道等泌尿系统疾病
输尿管	双手掌面肾区与膀胱区之间的带状区域	输尿管疾病
生殖系统	双手掌面，约当手掌的月骨区域	男性的前列腺疾病，女性的子宫、阴道、输卵管等妇科疾病
心脏	双手掌面的大鱼际处	心血管疾病

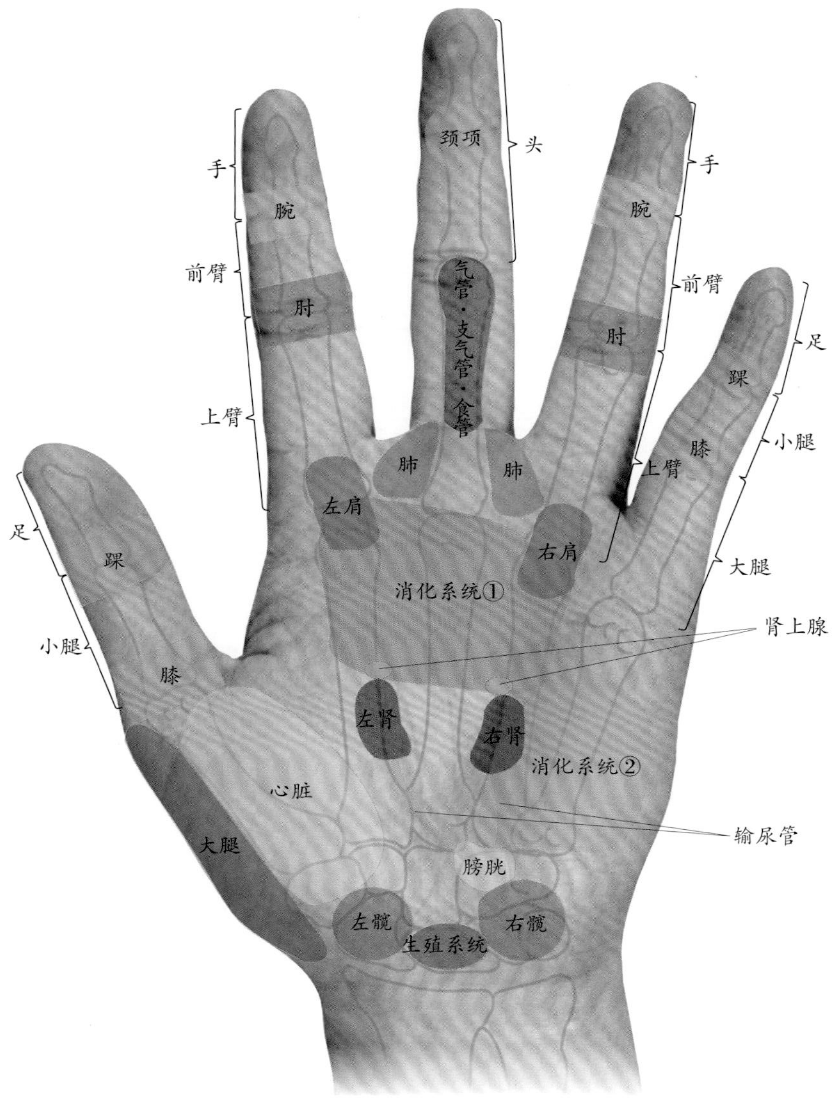

续表

全息区	定位	反映疾病
手	双手掌面和背面，食指、无名指的远节指骨	手部疾病
腕	双手掌面和背面，食指、无名指的远侧指间关节	手腕疾病
前臂	双手掌面和背面，食指、无名指的中节指骨	前臂疾病
肘	双手掌面和背面，食指、无名指的近侧指间关节	肘部疾病
上臂	双手掌面和背面，食指、无名指的近节指骨	上臂疾病
肩	双手掌面和背面，食指、无名指的掌指关节，食指掌指关节为左肩区，无名指掌指关节为右肩区	肩部疾病
足	双手掌面和背面，拇指、小指的远节指骨	足部疾病
踝	双手掌面和背面，拇指的指间关节和小指远侧指间关节	踝部疾病
小腿	双手掌面和背面，拇指近节指骨和小指中节指骨	小腿疾病
膝	双手掌面和背面，拇指掌指关节和小指的近侧指间关节	膝关节疾病
大腿	双手掌面和背面，拇指大鱼际桡侧缘，小指近节指骨及其近侧区域的尺侧缘	大腿疾病
髋	双手掌面大鱼际、小鱼际与腕横纹之间的区域，以及手背面与掌面相对应的区域，拇指侧为左髋区，小指侧为右髋区	髋部疾病

手背面全息区

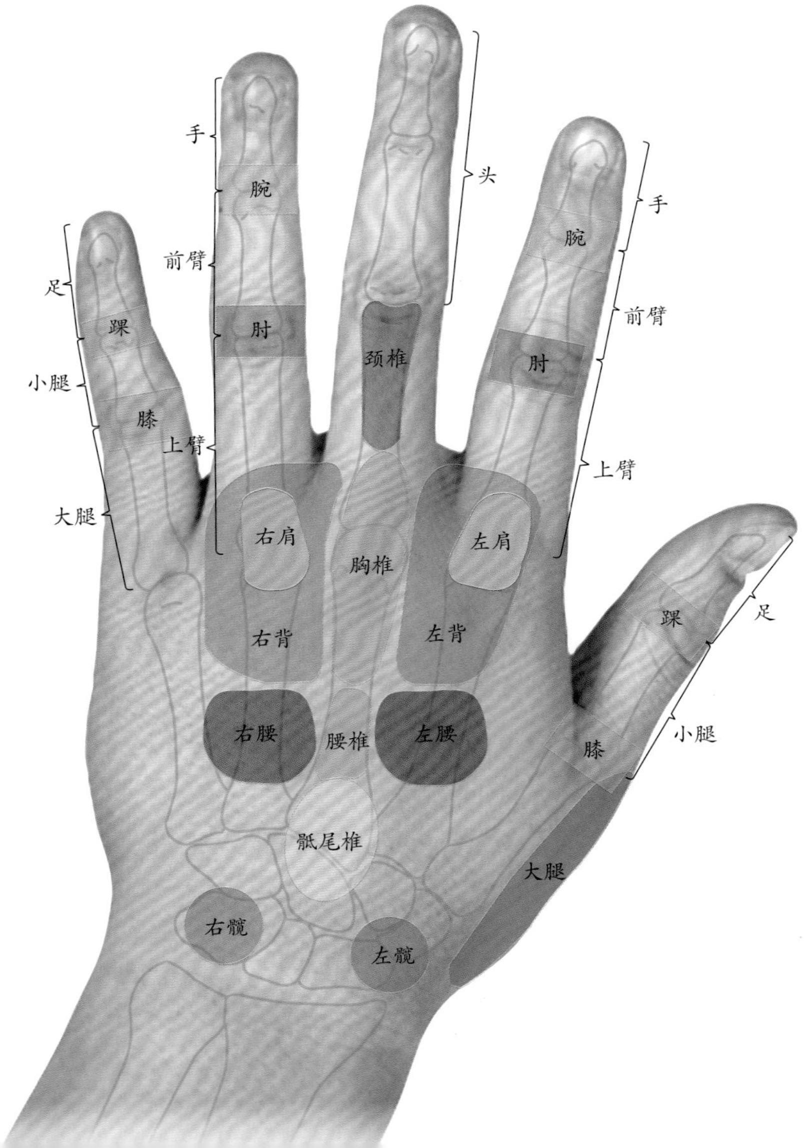

全身部位在手部的全息定位是诊病的基础，无论左手、右手均以靠大拇指侧为身体的左侧，靠小指侧为身体的右侧，以中指为身体的正中分界线。主要用于疾病的辅助诊断，提示相应部位可能存在的疾患。

全息穴	定位	反映疾病
头	双手掌面和背面，中指远节及中节指骨。包括脑、眼、耳、鼻、口腔等区	相应的五官疾病
手	双手掌面和背面，食指、无名指的远节指骨	手部疾病
腕	双手掌面和背面，食指、无名指的远侧指间关节	手腕疾病
前臂	双手掌面和背面，食指、无名指的中节指骨	前臂疾病
肘	双手掌面和背面，食指、无名指的近侧指间关节	肘部疾病
上臂	双手掌面和背面，食指、无名指的近节指骨	上臂疾病
肩	双手掌面和背面，食指、无名指的掌指关节，食指掌指关节为左肩区，无名指掌指关节为右肩区	肩部疾病
足	双手掌面和背面，拇指、小指的远节指骨	足部疾病
踝	双手掌面和背面，拇指的指间关节和小指远侧指间关节	踝部疾病
小腿	双手掌面和背面，拇指近节指骨和小指中节指骨	小腿疾病
膝	双手掌面和背面，拇指掌指关节和小指的近侧指间关节	膝关节疾病
大腿	双手掌面和背面，拇指大鱼际桡侧缘，小指近节指骨及其近侧区域的尺侧缘	大腿疾病
髋	双手掌面大鱼际、小鱼际与腕横纹之间的区域，以及手背与掌面相对应的区域，拇指侧为左髋区，小指侧为右髋区	髋部疾病
颈椎	双手背面中指近节指骨远端 2/3 处	颈椎疾病
胸椎	双手背面中指近节指骨近端 1/3 至第 3 掌骨的远端 1/2 的区域	胸椎疾病
腰椎	双手背面，第 3 掌骨胸椎全息区与骶尾椎全息区之间	腰、腰肌及腰骶椎的疾病
骶尾椎	双手背面，第 3 掌骨近心端与腕骨关节之间的区域	骶尾椎疾病
背	胸椎全息区两侧的区域，拇指侧为左背区，小指侧为右背区	背部疾病
腰	腰椎全息区的两侧，拇指侧为左腰区，小指侧为右腰区	腰部疾病

手部全息穴

第 2 掌骨全息穴为第 2 掌骨体桡侧从远心端的头穴到近心端的足穴依次排列的 12 穴。可以拇指端或指甲掐按全息穴来辅助治疗相应脏器的疾病。

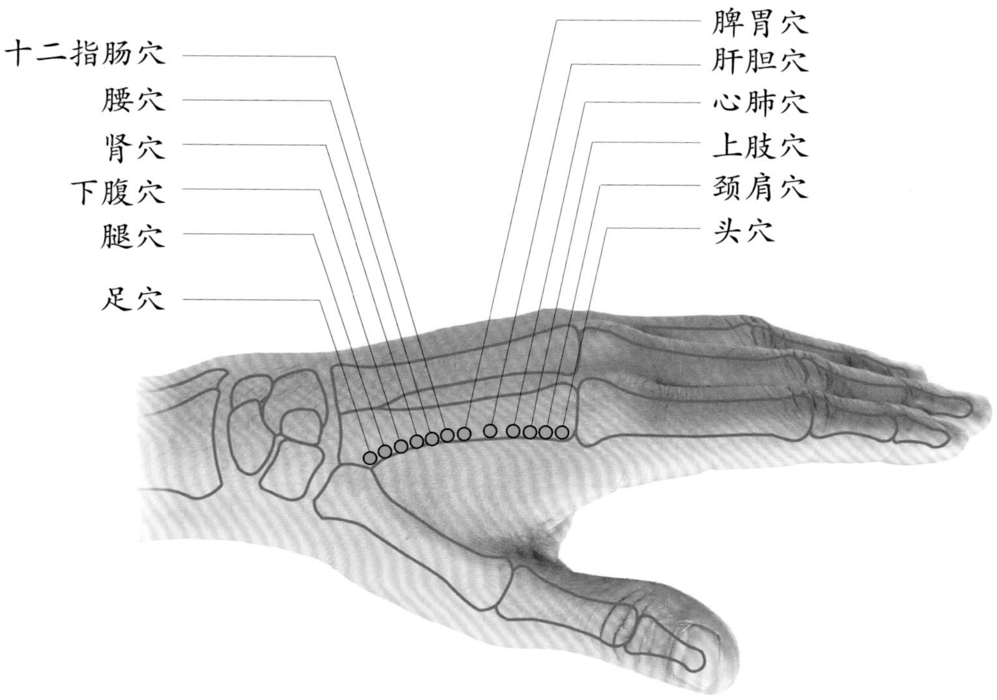

第 2 掌骨全息穴

全息穴	定位	主治
头穴	食指掌指关节桡侧后的凹陷处（第 2 掌骨头桡侧）	头痛、牙痛、三叉神经痛、急性结膜炎及头面、眼、耳、鼻、口、牙、脑等部位疾病
颈肩穴	第 2 掌骨体远端桡侧，头穴与上肢穴之间，将头穴与心肺穴间三等分，远端分点即是	颈肩、甲状腺、咽喉、气管上段、食管上段等部位疾病
上肢穴	第 2 掌骨体远端桡侧，颈穴与心肺穴之间，将头穴与心肺穴间三等分，近端分点即是	肩、上肢、肘、腕、手及食管中段的疾病
心肺穴	第 2 掌骨体远端桡侧，头穴与脾胃穴连线中点	心、肺、胸、乳房、气管下段、食管下段及背部疾病
肝胆穴	第 2 掌骨体中段桡侧，脾胃穴与心肺穴连线中点	肝胆疾病
脾胃穴	第 2 掌骨体中段桡侧，头穴与足穴连线中点	脾、胃及胰脏疾病
十二指肠穴	第 2 掌骨体中段桡侧，脾胃穴与腰穴之间，将脾胃穴与肾穴间三等分，远端分点即是	十二指肠及结肠右曲部疾病
腰穴	第 2 掌骨体近端桡侧，十二指肠穴与肾穴之间，将脾胃穴与肾穴间三等分，近端分点即是	腰扭伤、腰腿痛、大肠与小肠疾病
肾穴	第 2 掌骨体近端桡侧，脾胃穴与足穴连线中点	肾、输尿管、大肠、小肠疾病
下腹穴	第 2 掌骨体近端桡侧，肾穴与腿穴之间，将肾穴与足穴间三等分，远端分点即是	下腹部、骶尾部、子宫、膀胱、结肠、直肠、阑尾、卵巢、阴道、睾丸、尿道、肛门等部位疾病
腿穴	第 2 掌骨体近端桡侧，下腹穴与足穴之间，将肾穴与足穴间三等分，近端分点即是	臀部、股部、膝关节等下肢疾病
足穴	第 2 掌骨底桡侧	足、踝部疾病

第 5 掌骨全息穴为第 5 掌骨尺侧从远心端的头穴到近心端的生殖穴依次排列的 8 穴。可以拇指端或指甲掐按全息穴来辅助治疗相应脏器的疾病。

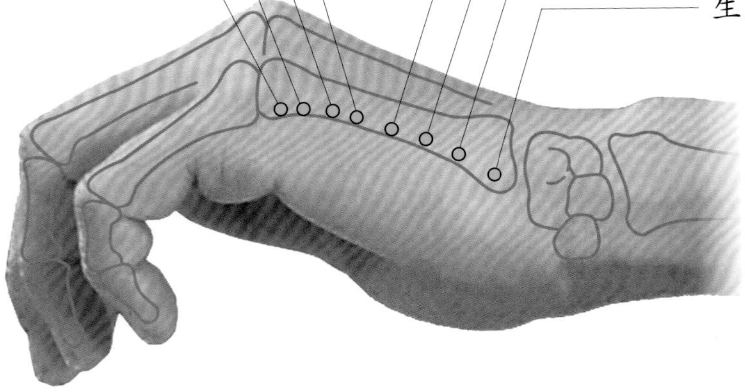

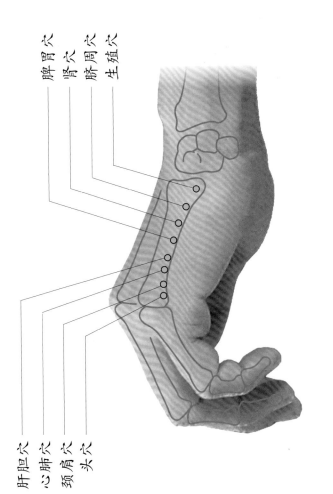

第 5 掌骨全息穴

全息穴	定位	主治
头穴	第 5 掌骨头尺侧	头面部及眼、耳、鼻、口腔等疾病
颈肩穴	第 5 掌骨体远端尺侧，头穴与心肺穴连线中点	肩周炎、肩部扭伤、落枕、颈椎病等
心肺穴	第 5 掌骨体远端尺侧，头穴与脾胃穴连线中点	心、肺、气管及胸背部疾病
肝胆穴	第 5 掌骨体中段尺侧，心肺穴与脾胃穴连线中点	肝胆疾病
脾胃穴	第 5 掌骨体中段尺侧，头穴与生殖穴连线中点	脾、胃、肌肉疾病
肾穴	第 5 掌骨体近端尺侧，脾胃穴与脐周穴之间，将脾胃穴与生殖穴间三等分，远端分点即是	遗尿等肾、膀胱及生殖系统疾病
脐周穴	第 5 掌骨体近端尺侧，肾穴与生殖穴之间，将脾胃穴与生殖穴间三等分，近端分点即是	结肠炎、小肠炎、腰扭伤
生殖穴	第 5 掌骨基底部尺侧	生殖系统疾病、肛周疾病、腰腿痛等

手部常用穴位

手太阴肺经

手厥阴心包经

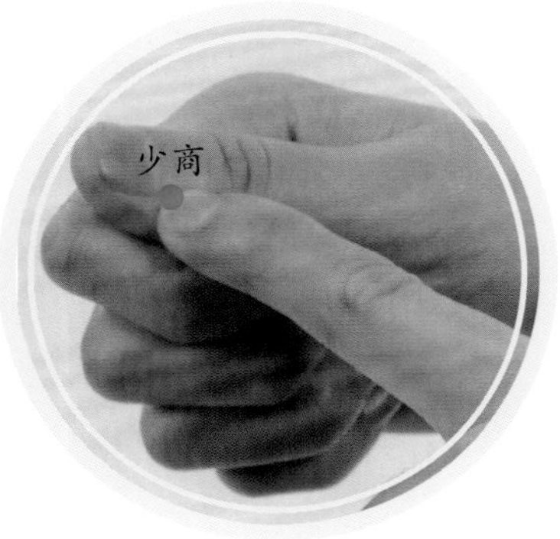

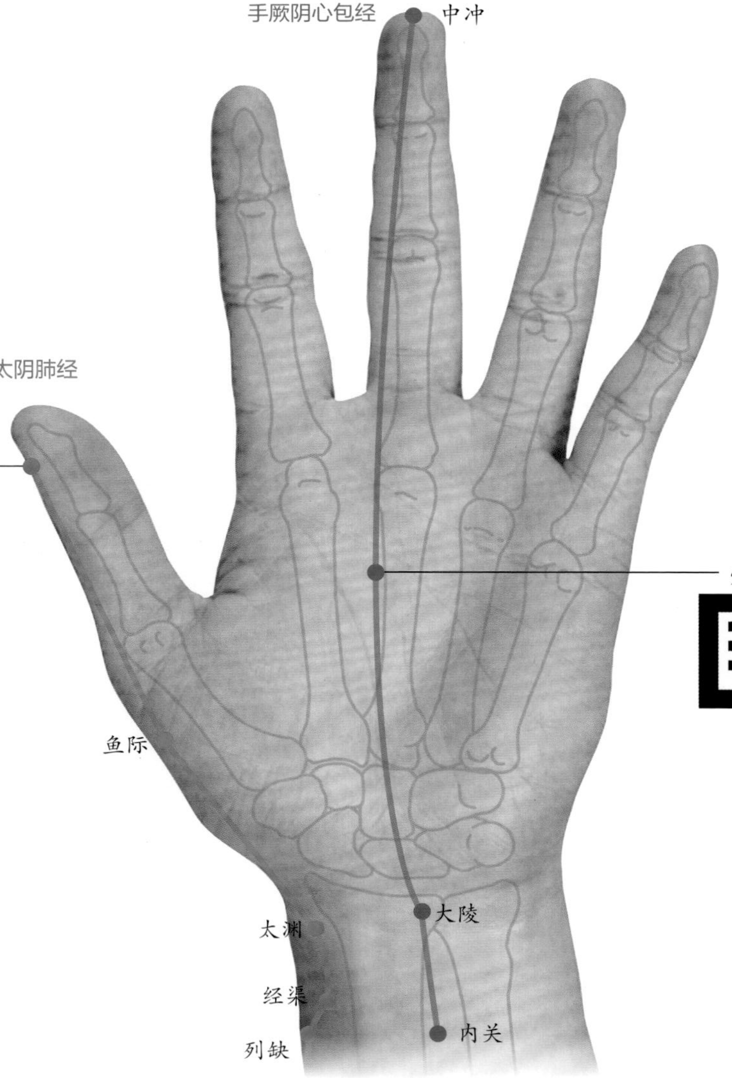

手掌面穴位

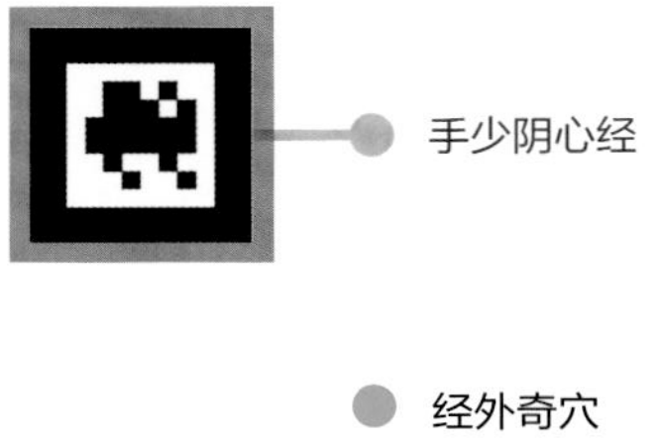

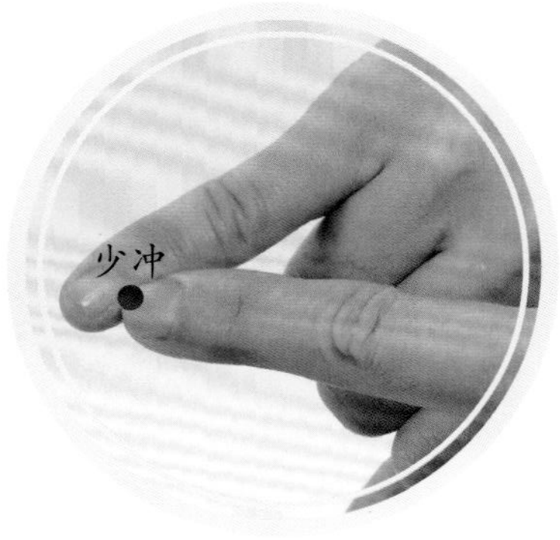

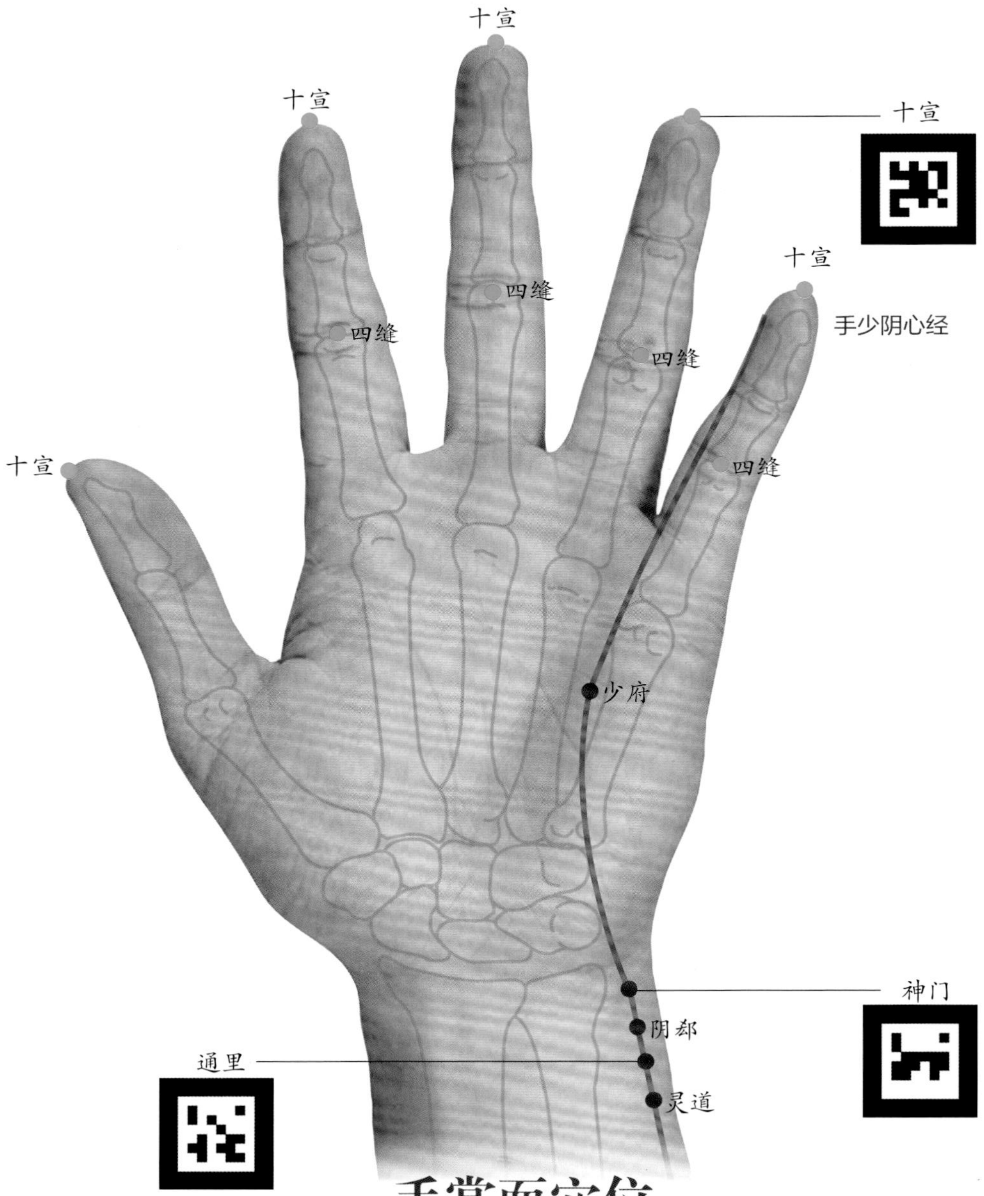

手掌面穴位

经络	穴位	定位	主治
手太阴肺经	少商	在手拇指末节桡侧，距指甲角 0.1 寸	咽喉肿痛、咳嗽、鼻出血、发热、昏迷
手太阴肺经	鱼际	在手拇指本节（第 1 掌指关节）后凹陷处，第 1 掌骨中点桡侧，赤白肉际处	咳嗽、咯血、咽喉肿痛、声音嘶哑、发热
手太阴肺经	太渊	在腕掌侧横纹桡侧，桡动脉搏动处	咳嗽、气喘、咯血、胸痛、咽喉肿痛、腕臂疼痛
手太阴肺经	经渠	在前臂掌面桡侧，桡骨茎突与桡动脉之间凹陷处，腕横纹上 1 寸。桡骨茎突为桡骨下端的骨性隆起	咳嗽、气喘、胸痛、咽喉肿痛、腕关节疼痛
手太阴肺经	列缺	在前臂桡侧缘，桡骨茎突上方，腕横纹上 1.5 寸，肱桡肌与拇长展肌腱之间。将两手虎口相交，一手食指压在另一手的桡骨茎突上，食指尖端到达的凹陷处，即为本穴	急性上呼吸道感染、头痛、颈项疼痛、咳嗽、气喘、咽喉肿痛、口眼歪斜、牙痛
手厥阴心包经	中冲	在手中指末节尖端中央	中风昏迷、中暑昏厥、心绞痛、烦躁
手厥阴心包经	劳宫	在手掌心，在第 2、3 掌骨之间偏于第 3 掌骨，握拳屈指时中指尖处	中风昏迷、中暑、心绞痛、口腔溃疡、口臭
手厥阴心包经	大陵	在腕掌横纹的中点处，掌长肌腱与桡侧腕屈肌腱之间。掌长肌腱和桡侧腕屈肌腱为手臂掌侧可触摸到的两条条索状筋，握拳屈腕时明显可见	心绞痛、心悸、胃痛、呕吐、胸胁痛、腕关节疼痛
手厥阴心包经	内关	在前臂掌侧，腕横纹上 2 寸即三横指（食指、中指、无名指），掌长肌腱与桡侧腕屈肌腱（手臂内侧可触摸到的两条条索状筋，握拳用力屈腕时可见）之间	心绞痛，心悸，胸痛，胃痛，呕吐，呃逆，失眠，眩晕，中风后遗症，哮喘，偏头痛，发热，产后血晕（产后突然头晕眼花，不能坐起，甚至不省人事），肘、臂疼痛

续表

经络	穴位	定位	主治
手少阴心经	少冲	在小指末节桡侧，距指甲角 0.1 寸	心悸、胸闷、胸胁痛、发热、昏迷
手少阴心经	少府	在手掌面，第 4、5 掌骨之间，握拳时小指尖处	心悸、胸痛、小便不利、遗尿、阴部瘙痒
手少阴心经	神门	在腕部，腕掌侧横纹尺侧端，尺侧腕屈肌腱（手前臂手小指侧可触摸到的大筋）的桡侧凹陷处	胸闷、心悸、健忘、失眠、胸胁痛
手少阴心经	阴郄	在前臂掌侧，尺侧腕屈肌腱的桡侧缘，腕横纹上 0.5 寸	心绞痛、惊悸、吐血、声音嘶哑
手少阴心经	通里	在前臂掌侧，尺侧腕屈肌腱的桡侧缘，腕横纹上 1 寸	心悸、声音嘶哑、腕、臂疼痛
手少阴心经	灵道	在前臂掌侧，尺侧腕屈肌腱的桡侧缘，腕横纹上 1.5 寸	胸闷、声音嘶哑
经外奇穴	十宣	两手十指尖端，距指甲约 0.1 寸，左右手各 5 穴	中风（卒中）、中暑、各种原因所致的休克、小儿惊厥、扁桃体炎、咽喉肿痛、指端麻木
经外奇穴	四缝	手掌面，第 2 指至第 5 指的近侧指间关节横纹中点，左右手各 4 穴	小儿消化不良、腹胀、腹泻、丹毒、小儿百日咳、小儿遗尿

手阳明大肠经

手少阳三焦经

手太阳小肠经

经外奇穴

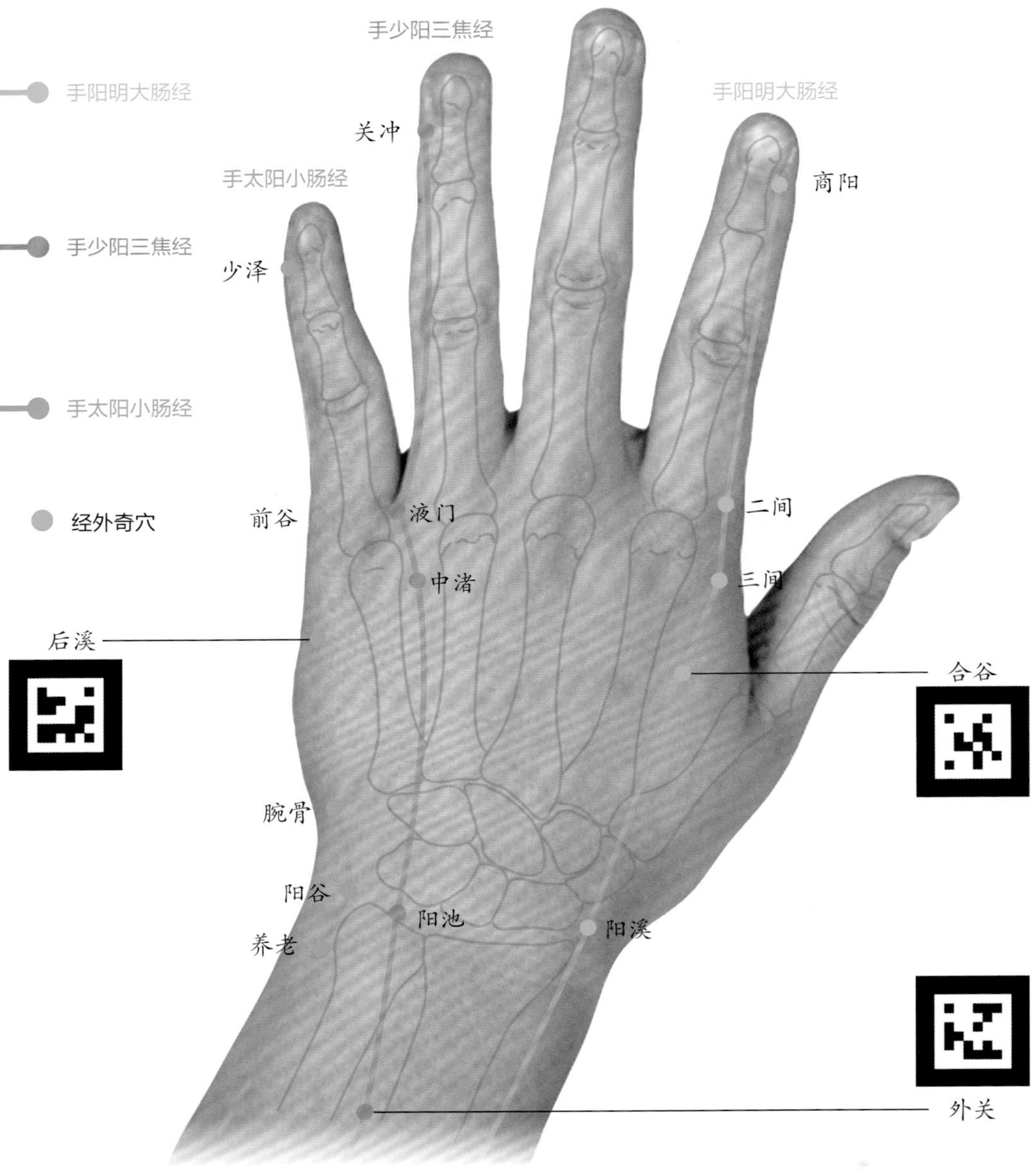

手背面穴位

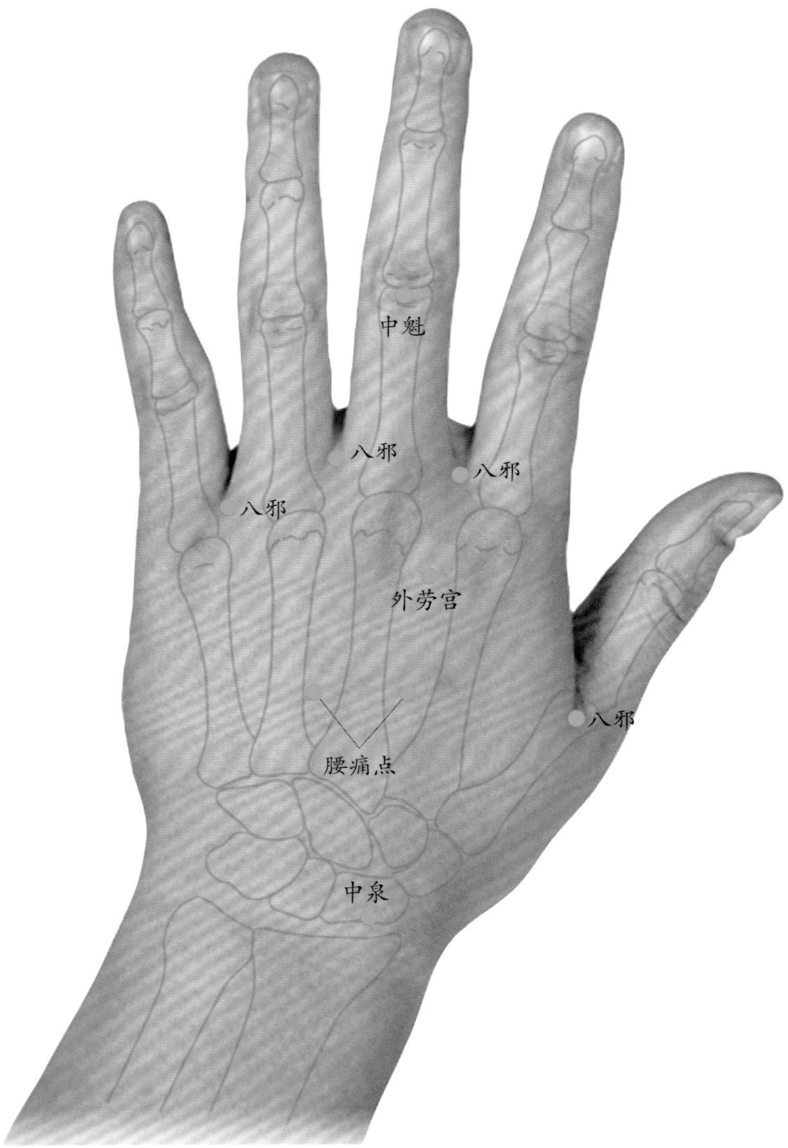

手背面穴位

穴位		定位	主治
手阳明大肠经	商阳	在手食指末节桡侧，距指甲角 0.1 寸	耳聋、牙痛、咽喉肿痛、手指麻木、发热、昏迷
	二间	微握拳，在第 2 掌指关节前桡侧凹陷中。微握拳，手食指掌指关节前缘桡侧皮肤皱褶顶点，触之有凹陷处即为本穴	目昏、鼻出血、牙痛、口歪、咽喉肿痛、发热
	三间	微握拳，在第 2 掌指关节后，桡侧凹陷处。微握拳，在手食指掌指关节后缘桡侧的掌背交界线（赤白肉际）处	咽喉肿痛、牙痛、腹胀、眼痛、腹泻
	合谷	在手背，第 1、2 掌骨间，第 2 掌骨桡侧的中点处。可以另一手的拇指指间横纹正对虎口指蹼缘上，屈指，拇指尖所指之处	头痛、目赤肿痛、鼻出血、牙痛、口眼歪斜、耳聋、流行性腮腺炎、咽喉肿痛、发热、多汗、腹痛、便秘、闭经
	阳溪	在腕背横纹桡侧，拇指掌骨的根部凹陷处。手拇指向上翘时，当拇短伸肌腱与拇长伸肌腱之间的凹陷中	头痛、目赤肿痛、耳聋、耳鸣、齿痛、咽喉肿痛、腕关节疼痛
手少阳三焦经	关冲	在手无名指末节尺侧，距指甲角0.1 寸（指寸）	头痛、耳聋、耳鸣、发热、烦躁
	液门	在手背部，第 4 、5 指间，指蹼缘后方赤白肉际处	头痛、目赤、耳痛、耳鸣、耳聋、咽喉炎、手臂痛
	中渚	在手背部，无名指本节（掌指关节）的后方，第 4 、5 掌骨间凹陷处	头痛、头晕、耳聋、耳鸣、肩背及肘臂酸痛、手指不能屈伸，发热
	阳池	在腕背横纹中，指总伸肌腱的尺侧缘凹陷处。由第 4 掌骨向上推至腕关节横纹的凹陷处	腕关节疼痛、肩臂痛、耳聋、糖尿病、口干、咽喉炎
	外关	在前臂背侧，阳池与肘尖的连线上，腕背横纹上 2 寸即三横指（食指、中指、无名指），尺骨与桡骨之间	发热、头痛、颊痛、耳聋、耳鸣、目赤肿痛、肩背痛、肘臂屈伸不利、手指疼痛

续表

穴位		定位	主治
手太阳小肠经	少泽	在小指末节尺侧，距指甲角 0.1 寸	头痛、咽喉肿痛、乳腺炎、乳汁少、昏迷、发热
	前谷	在手掌尺侧，微握拳，小指本节（第 5 指掌关节）前的掌指横纹头赤白肉际处	头痛、目痛、耳鸣、咽喉肿痛、乳汁少、发热
	后溪	在手掌尺侧，微握拳，小指本节（第 5 指掌关节）后的远侧掌横纹头赤白肉际，掌纹消失处	头痛、耳聋、咽喉肿痛、腰背痛、疟疾、手指及肘臂疼痛
	腕骨	在手掌尺侧，第 5 掌骨基底与钩骨之间的凹陷处，赤白肉际	头项疼痛、耳鸣、黄疸、发热、手指及腕关节疼痛
	阳谷	在手腕尺侧，尺骨茎突与三角骨之间的凹陷处	头痛、目眩、耳鸣、耳聋、发热、腕关节疼痛
	养老	在前臂背面尺侧，尺骨小头（手腕尺侧可摸到的一凸起高骨）近端桡侧凹陷中。掌心向下，用另一手指按在此高骨上，然后掌心转向胸部，手指滑入的骨缝中，即为本穴	视物不清、肩背及肘臂酸痛
经外奇穴	外劳宫	在手背第 2、3 掌骨间，从掌指关节向后 0.5 寸，即拇指半横指处	急慢性胃肠炎、掌指麻痹、五指不能屈伸、新生儿破伤风、手背红肿疼痛
	腰痛点	在手背，第 2、3 掌骨及第 3、4 掌骨之间，腕横纹与掌指关节中点处，左右各 2 穴	急性腰扭伤
	中泉	手腕背侧横纹中，指总伸肌腱桡侧的凹陷处	胃痛、吐血、胸闷、咳嗽、气喘、胃痉挛、腹胀、中风（卒中）、脑出血、腕关节炎、前臂诸肌痉挛或麻痹、癔病、疝气
	八邪	手指背侧，微握拳，第 1~5 指间，指蹼缘后方赤白肉际处，左右共 8 穴	烦躁、头痛、颈项痛、咽痛、齿痛、毒蛇咬伤、破伤风、手指麻木、手背红肿等手指关节疾病
	中魁	手中指背侧近侧指间关节的中点处	呃逆、呕吐、反胃、食欲不振、鼻出血、牙痛、白癜风

超简单手部穴位按摩

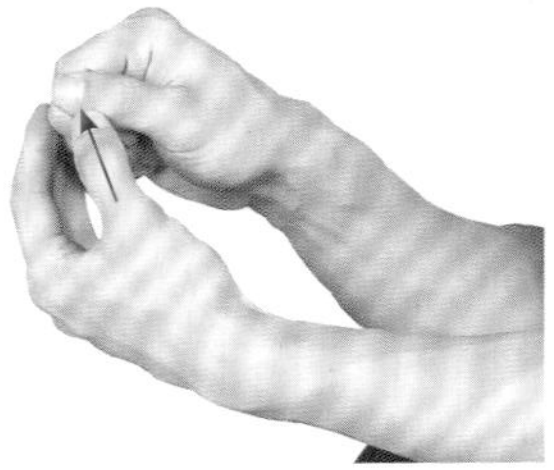

少商

用拇指指尖掐揉该穴位，力度可稍重，每分钟 30~50 下。同法按揉对侧少商穴。

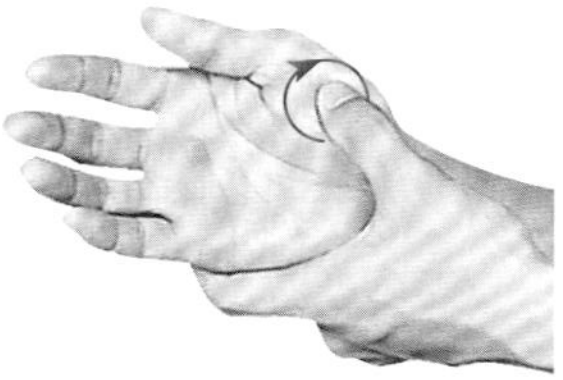

鱼际

用拇指按揉鱼际穴 2 分钟，力度稍重。同法按揉对侧鱼际穴。每日 2 次。

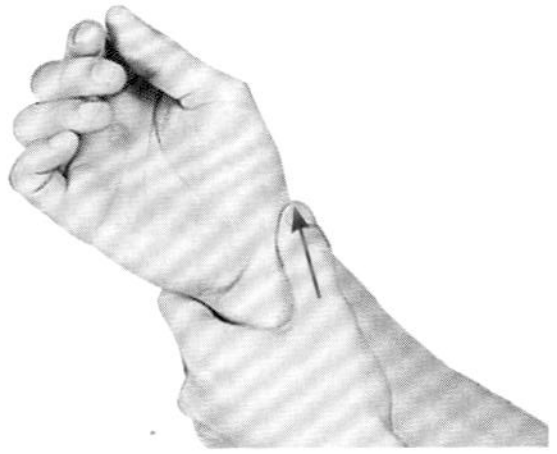

太渊

用拇指按压太渊穴，停留片刻后放松，反复 5~6 下，力度稍重。同法按压对侧太渊穴。每日 2 次。

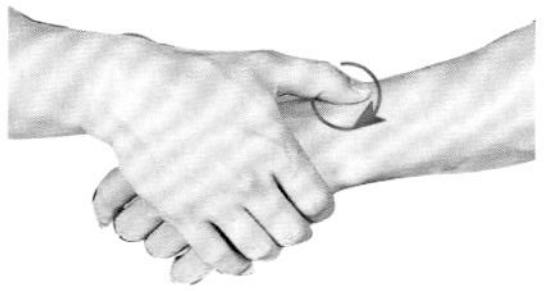

列缺

用拇指按揉列缺穴 2 分钟，力度稍重。同法按揉对侧列缺穴。每日 2 次。

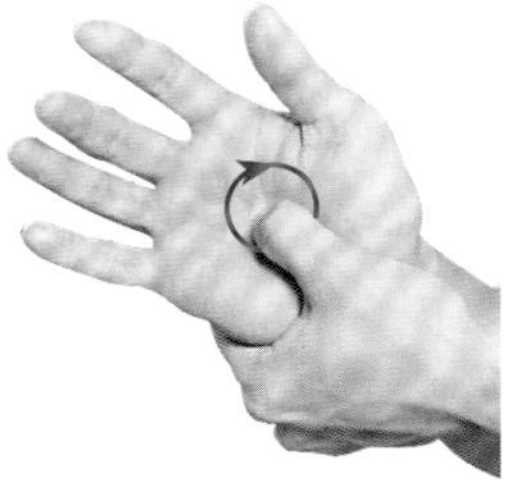

劳宫

用拇指按揉劳宫穴 2 分钟，力度稍重。同法按揉对侧劳宫穴。每日 2 次。

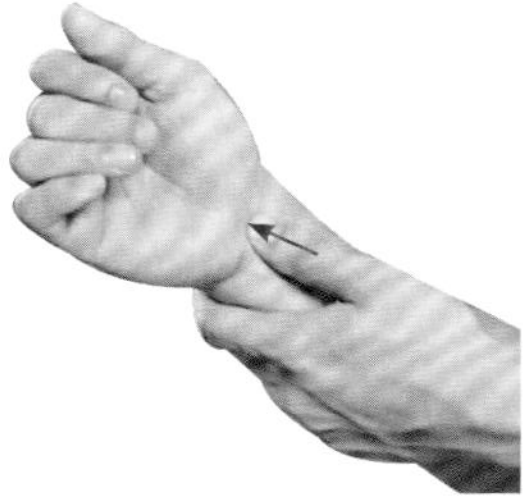

大陵

用拇指稍用力按压大陵穴,停留片刻后放松,反复5~6下。同法按压对侧大陵穴。每日 2 次。

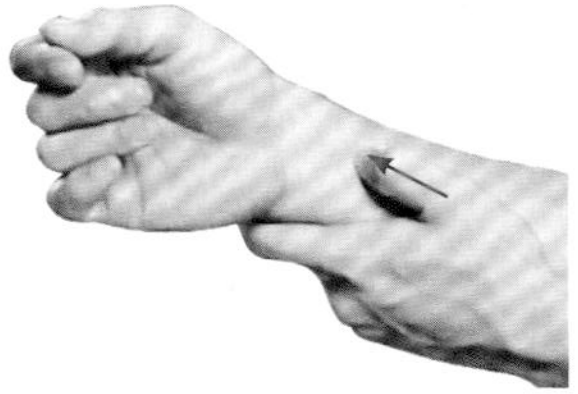

内关

用拇指稍用力按压内关穴,停留片刻后放松,反复5~6下。同法按压对侧内关穴。每日 2 次。

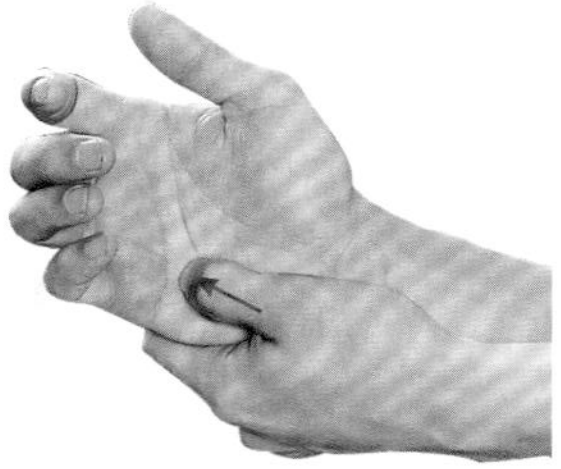

少府

用拇指稍用力按压少府穴,停留片刻后放松,反复5~6下。同法按压对侧少府穴。每日 2 次。

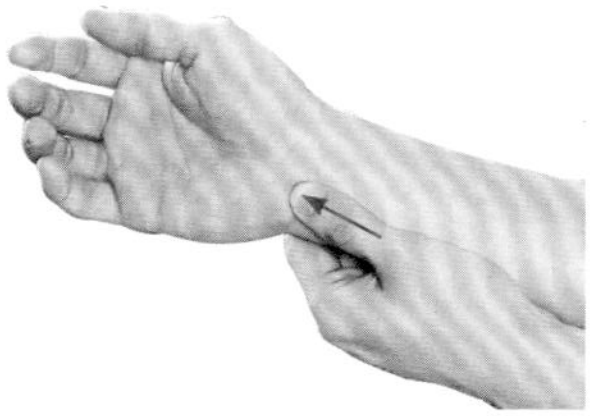

神门

用拇指稍用力按压神门穴,停留片刻后放松,反复5~6下。同法按压对侧神门穴。每日 2 次。

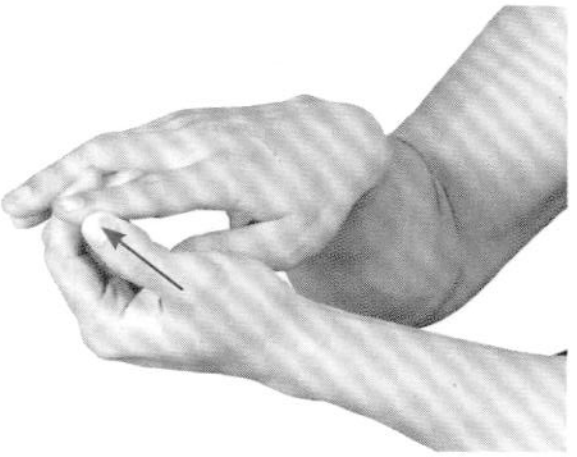

商阳

用拇指指尖掐揉该穴位，力度可稍重，每分钟 30~50 下。同法按揉对侧商阳穴。

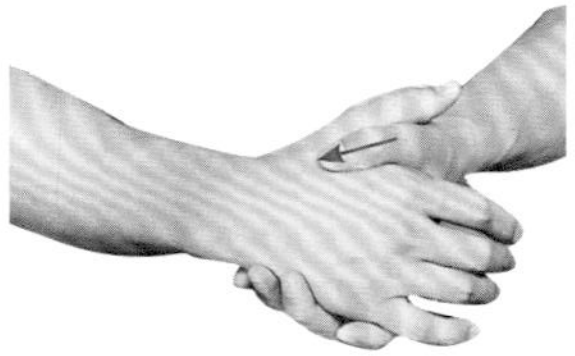

合谷

用拇指用力按压合谷穴，停留片刻后放松，反复 5~6 下。同法按压对侧合谷穴。每日 2 次。

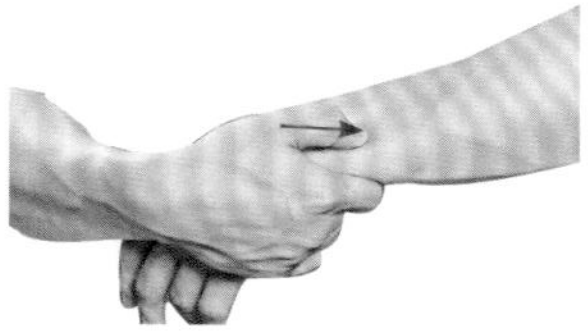

外关

用拇指稍用力按压外关穴,停留片刻后放松,反复5~6下。同法按压对侧外关穴。每日 2 次。

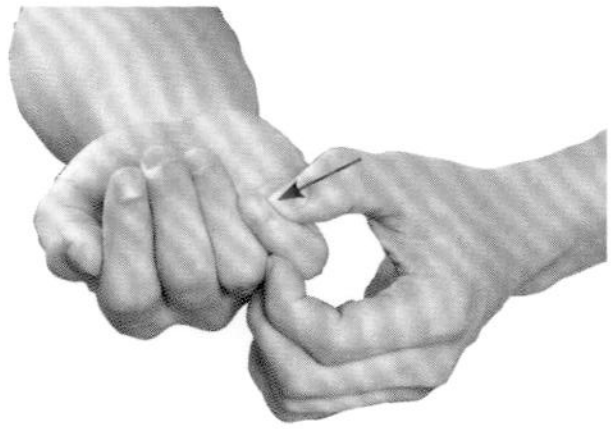

少泽

用拇指指尖掐揉少泽穴，力度可稍重，每分钟 30~50 下。同法按揉对侧少泽穴。每日 2 次。

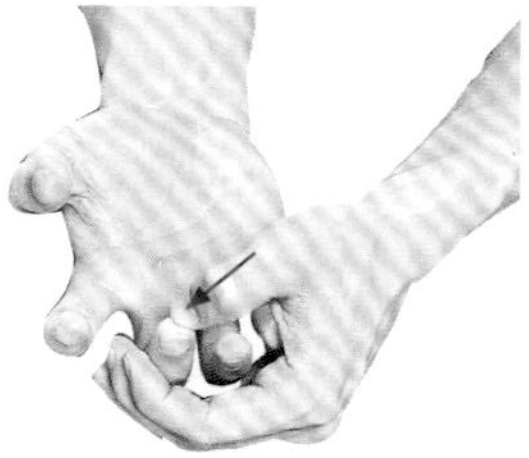

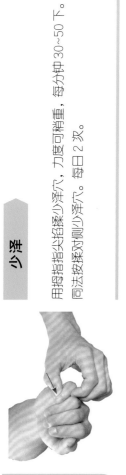

十宣

先用拇指指甲掐按十宣穴 30 下，掐后再按揉 30 下，力度稍重。

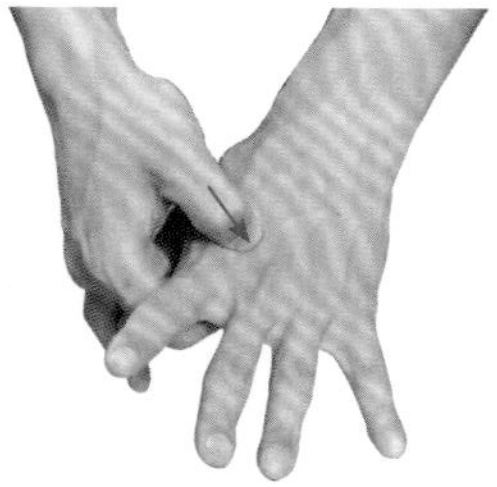

腰痛点

用拇指点揉腰痛点 2 分钟，力度适中。每日 2 次。

第三章

耳部反射区

耳部各部位名称图解

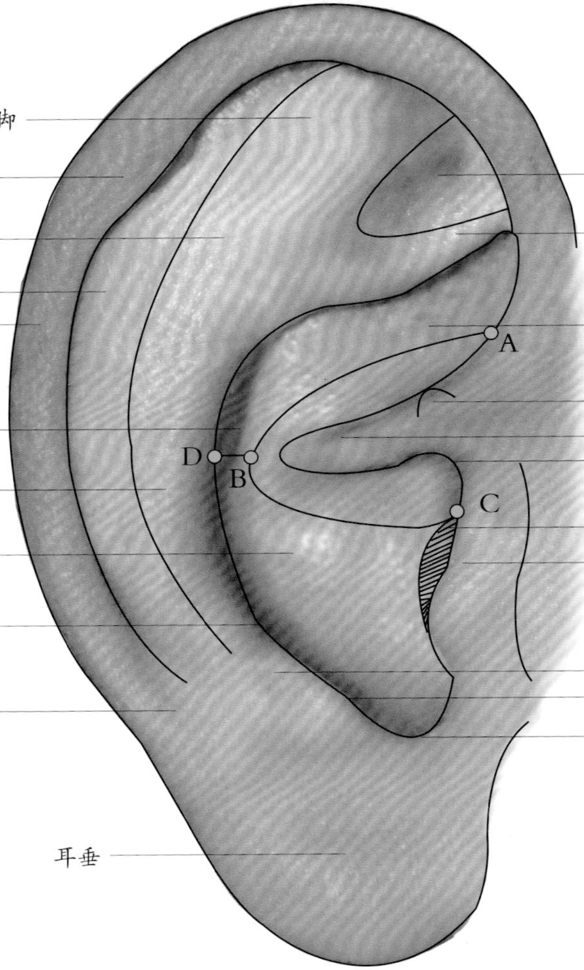

部位名称	定位	部位名称	定位
耳垂	耳郭下部无软骨的部分	耳舟	耳轮与对耳轮之间的凹沟
耳轮	耳郭外侧边缘的卷曲部分	三角窝	对耳轮上、下脚与相应耳轮之间的三角形凹窝
耳轮脚	耳轮深入耳甲的部分	耳甲	部分耳轮和对耳轮、对耳屏、耳屏及外耳门之间的凹窝。由耳甲艇、耳甲腔两部分组成
耳轮脚棘	耳轮脚和耳轮之间的隆起	耳甲艇	耳轮脚以上的耳甲部
耳轮结节	耳轮外上方的膨大部分	耳甲腔	耳轮脚以下的耳甲部
耳轮尾	耳轮向下移行于耳垂的部分	耳屏	耳郭前方呈瓣状的隆起
对耳轮	与耳轮相对呈“Y”字形的隆起部，由对耳轮体、对耳轮上脚和对耳轮下脚三部分组成	屏上切迹	耳屏与耳轮之间的凹陷处
对耳轮体	对耳轮下部呈上下走向的主体部分	对耳屏	耳垂上方、与耳屏相对的瓣状隆起
对耳轮上脚	对耳轮向上分支的部分	对屏尖	对耳屏游离缘隆起的顶端
对耳轮下脚	对耳轮向前分支的部分	屏间切迹	耳屏和对耳屏之间的凹陷处
轮屏切迹	对耳轮与对耳屏之间的凹陷处	外耳门	耳甲腔前方的孔窍

耳部反射区

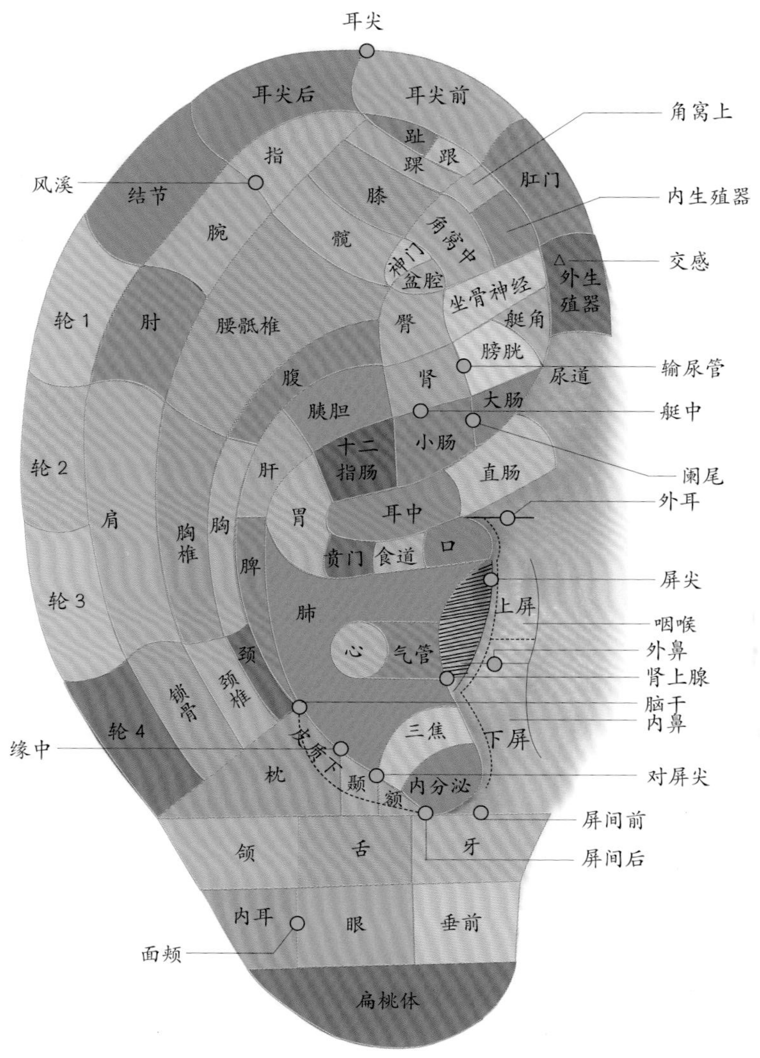

耳正面反射区

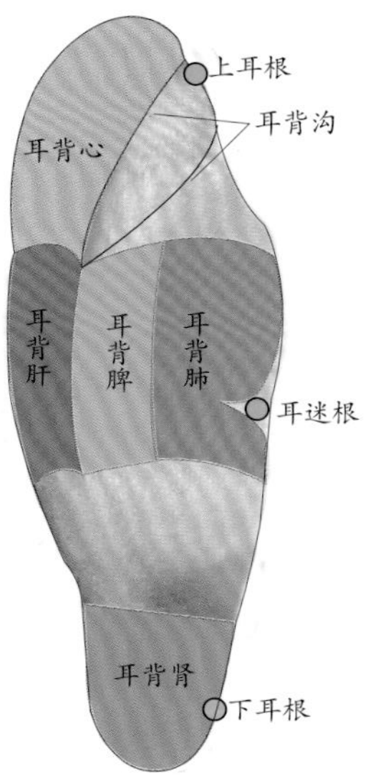

耳背面反射区

反射区	定位	主治
耳中	在耳轮脚处	呃逆、荨麻疹、皮肤瘙痒、小儿遗尿、咯血、出血性疾病
直肠	在耳轮脚棘前上方的耳轮处	便秘、腹泻、脱肛、痔疮
尿道	在直肠上方的耳轮处	尿频、尿急、尿痛、尿潴留
外生殖器	在对耳轮下脚前方的耳轮处	睾丸炎、附睾炎、外阴瘙痒
肛门	在三角窝前方的耳轮处	痔疮、肛裂
耳尖前	在耳郭向前对折上部尖端的前部	发热、高血压
耳尖	在耳郭向前对折的上部尖端处	发热、高血压、急性结膜炎、睑腺炎、牙痛、失眠
耳尖后	在耳郭向前对折上部尖端的后部	发热、高血压
结节	在耳轮结节处	头晕、头痛、高血压
轮 1	在耳轮结节下方的耳轮处	发热、扁桃体炎、上呼吸道感染
轮 2	在轮 1 区下方的耳轮处	发热、扁桃体炎、上呼吸道感染
轮 3	在轮 2 区下方的耳轮处	发热、扁桃体炎、上呼吸道感染
轮 4	在轮 3 区下方的耳轮处	发热、扁桃体炎、上呼吸道感染
指	在耳舟上方处	甲沟炎、手指麻木和疼痛
腕	在指区的下方处	腕部疼痛
风溪	在耳轮结节前方，指区与腕区之间	荨麻疹、皮肤瘙痒、过敏性鼻炎
肘	在腕区的下方处	肱骨外上髁炎、肘部疼痛
肩	在肘区的下方处	肩关节周围炎、肩部疼痛
锁骨	在肩区的下方处	肩关节周围炎
跟	在对耳轮上脚前上部	足跟痛
趾	在耳尖下方的对耳轮上脚后上部	甲沟炎、趾部疼痛
踝	在趾、跟区下方处	踝关节扭伤
膝	在对耳轮上脚的中 1/3 处	膝关节疼痛、坐骨神经痛
髋	在对耳轮上脚的下 1/3 处	髋关节疼痛、坐骨神经痛、腰骶部疼痛
坐骨神经	在对耳轮下脚的前 2/3 处	坐骨神经痛、下肢瘫痪
交感	在对耳轮下脚前端与耳轮内缘交界处	胃肠痉挛、心绞痛、胆绞痛、输尿管结石、自主神经功能紊乱

续表

反射区	定位	主治
臀	在对耳轮下脚的后 1/3 处	坐骨神经痛、臀筋膜炎
腹	在对耳轮体前部上 2/5 处	腹痛、腹胀、腹泻、急性腰扭伤、痛经、产后宫缩痛
腰骶椎	在腹区后方	腰骶部疼痛
胸	在对耳轮体前部中 2/5 处	胸胁疼痛、肋间神经痛、胸闷、乳腺炎
胸椎	在胸区后方	胸痛、经前乳房胀痛、乳腺炎、产后泌乳不足
颈	在对耳轮体前部下 1/5 处	落枕、颈椎疼痛
颈椎	在颈区后方	落枕、颈椎病
角窝上	在三角窝前 1/3 的上部	高血压
内生殖器	在三角窝前 1/3 的下部	痛经、月经不调、白带过多、功能失调性子宫出血、阳痿、遗精、早泄
角窝中	在三角窝中 1/3 处	哮喘
神门	在三角窝后 1/3 的上部	失眠、多梦、戒断综合征、癫痫、高血压、神经衰弱
盆腔	在三角窝后 1/3 的下部	盆腔炎、附件炎
上屏	在耳屏外侧面上 1/2 处	咽炎、鼻炎
下屏	在耳屏外侧面下 1/2 处	鼻炎、鼻塞
外耳	在屏上切迹前方近耳轮部	外耳道炎、中耳炎、耳鸣
屏尖	在耳屏游离缘上部尖端	发热、牙痛、斜视
外鼻	在耳屏外侧面中部	鼻前庭炎、鼻炎
肾上腺	在耳屏游离缘下部尖端	低血压、风湿性关节炎、腮腺炎、链霉素中毒、眩晕、哮喘、休克
咽喉	在耳屏内侧面上 1/2 处	声音嘶哑、咽炎、扁桃体炎、失语、哮喘
内鼻	在耳屏内侧面下 1/2 处	鼻炎、上颌窦炎、鼻出血
屏间前	在屏间切迹前方耳屏最下部	咽炎、口腔炎
额	在对耳屏外侧面的前部	偏头痛、头晕
屏间后	在屏间切迹后方对耳屏前下部	额窦炎
颞	在对耳屏外侧面的中部	偏头痛、头晕
枕	在对耳屏外侧面的后部	头晕、头痛、癫痫、哮喘、神经衰弱
皮质下	在对耳屏内侧面	痛证、神经衰弱、假性近视、失眠

续表

反射区	定位	主治
对屏尖	在对耳屏游离缘的尖端	哮喘、腮腺炎、睾丸炎、附睾炎、神经性皮炎
缘中	在对耳屏游离缘上，对屏尖与轮屏切迹之中点处	遗尿、内耳性眩晕、尿崩症、功能失调性子宫出血
脑干	在轮屏切迹处	眩晕、后头痛、假性近视
口	在耳轮脚下方前 1/3 处	面瘫、口腔炎、胆囊炎、胆石症、戒断综合征、牙周炎、舌炎
食道	在耳轮脚下方中 1/3 处	食管炎、食管痉挛
贲门	在耳轮脚下方后 1/3 处	贲门痉挛、神经性呕吐
胃	在耳轮脚消失处	胃痉挛、胃炎、胃溃疡、消化不良、恶心呕吐、前额痛、牙痛、失眠
十二指肠	在耳轮脚及部分耳轮与 AB 线之间的后 1/3 处	十二指肠溃疡、胆囊炎、胆石症、幽门痉挛、腹胀、腹泻、腹痛
小肠	在耳轮脚及部分耳轮与 AB 线之间的中 1/3 处	消化不良、腹痛、腹胀、心动过速
大肠	在耳轮脚及部分耳轮与 AB 线之间的前 1/3 处	腹泻、便秘、咳嗽、牙痛、痤疮
阑尾	在小肠区与大肠区之间	单纯性阑尾炎、腹泻
艇角	在对耳轮下脚下方前部	前列腺炎、尿道炎
膀胱	在对耳轮下脚下方中部	膀胱炎、遗尿、尿潴留、腰痛、坐骨神经痛、后头痛
肾	在对耳轮下脚下方后部	腰痛、耳鸣、神经衰弱、肾盂肾炎、遗尿、遗精、阳痿、早泄、哮喘、月经不调
输尿管	在肾区与膀胱区之间	输尿管结石绞痛
胰胆	在耳甲艇的后上部	胆囊炎、胆石症、胆道蛔虫症、偏头痛、带状疱疹、中耳炎、耳鸣、急性胰腺炎
肝	在耳甲艇的后下部	胁痛、眩晕、经前期紧张综合征、月经不调、围绝经期综合征、高血压、近视、单纯性青光眼
艇中	在小肠区与肾区之间	腹痛、腹胀、胆道蛔虫症
脾	在 BD 线下方，耳甲腔的后上部	腹胀、腹泻、便秘、食欲不振、功能失调性子宫出血、白带过多、内耳性眩晕
心	在耳甲腔正中凹陷处	心动过速、心律不齐、心绞痛、无脉症、神经衰弱、癔症、口舌生疮

续表

反射区	定位	主治
气管	在心区与外耳门之间	哮喘、支气管炎
肺	在心区、气管区周围处	咳嗽、胸闷、声音嘶哑、皮肤瘙痒、荨麻疹、便秘、戒断综合征
三焦	在外耳门后下，肺区与内分泌区之间	便秘、腹胀、上肢外侧疼痛
内分泌	在屏间切迹内，耳甲腔的底部	痛经、月经不调、围绝经期综合征、甲状腺功能减退或亢进
牙	在耳垂正面前上部	牙痛、牙周炎、低血压
舌	在耳垂正面中上部	舌炎、口腔炎
颌	在耳垂正面后上部	牙痛、颞下颌关节炎
垂前	在耳垂正面前中部	神经衰弱、牙痛
眼	在耳垂正面中央部	急性结膜炎、电光性眼炎、睑腺炎、近视
内耳	在耳垂正面后中部	内耳性眩晕、耳鸣、听力减退、中耳炎
面颊	在耳垂正面眼区与内耳区之间	面瘫、三叉神经痛、痤疮、扁平疣、面肌痉挛、腮腺炎
扁桃体	在耳垂正面下部	扁桃体炎、咽炎
耳背心	在耳背上部	心悸、失眠、多梦
耳背肺	在耳背中内部	哮喘、皮肤瘙痒
耳背脾	在耳背中央部	胃痛、消化不良、食欲不振
耳背肝	在耳背中外部	胆囊炎、胆石症、胁痛
耳背肾	在耳背下部	头痛、头晕、神经衰弱
耳背沟	在对耳轮沟和对耳轮上、下脚沟处	高血压、皮肤瘙痒
上耳根	在耳郭与头部相连的最上处	鼻出血
耳迷根	在耳轮脚沟的耳根处	胆囊炎、胆石症、胆道蛔虫症、腹痛、腹泻、鼻塞、心动过速
下耳根	在耳郭与头部相连的最下处	低血压、下肢瘫痪、脊髓灰质炎后遗症

超简单耳部反射区按摩

耳部反射区密密麻麻地分布在小小的耳朵上，全身的器官组织在耳部都有反射区投影，所以每天给耳朵做按摩，相当于给全身按摩了一遍。耳部反射区按摩的方法多以手或按摩棒对反射区进行按、点、掐、推等手法操作。

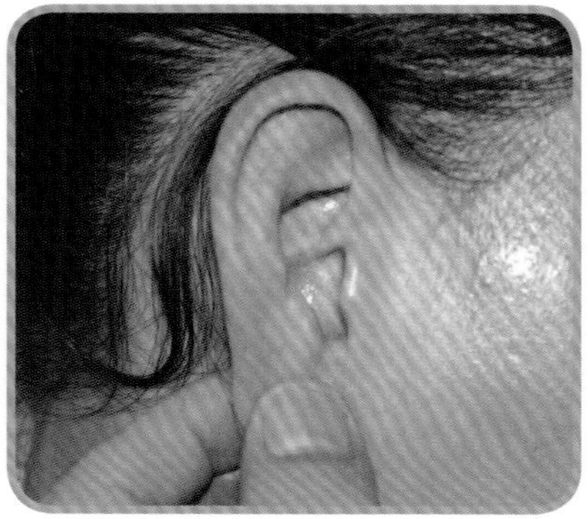

按法

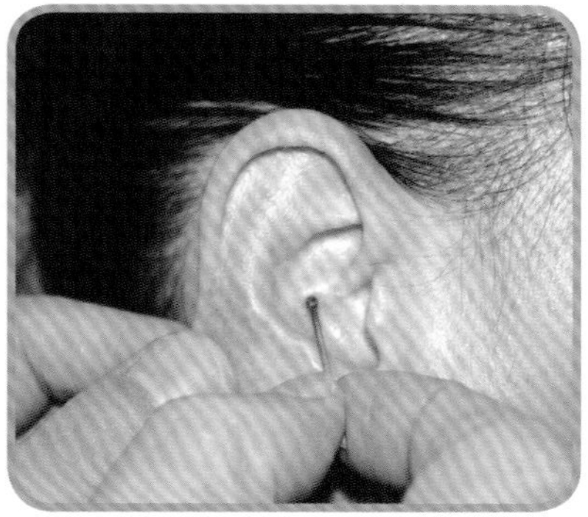

点法

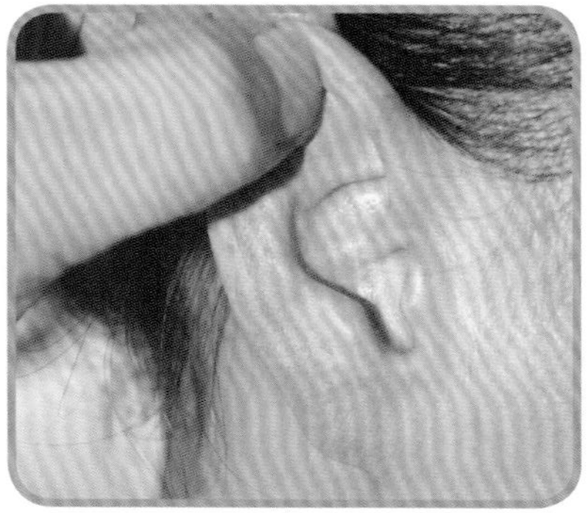

掐法

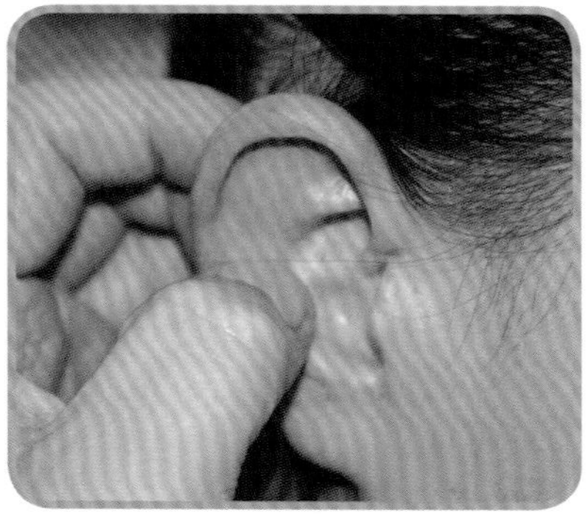

推法

第四章

头面部反射区及穴位

面部反射区

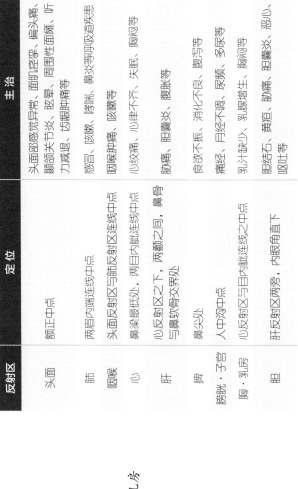

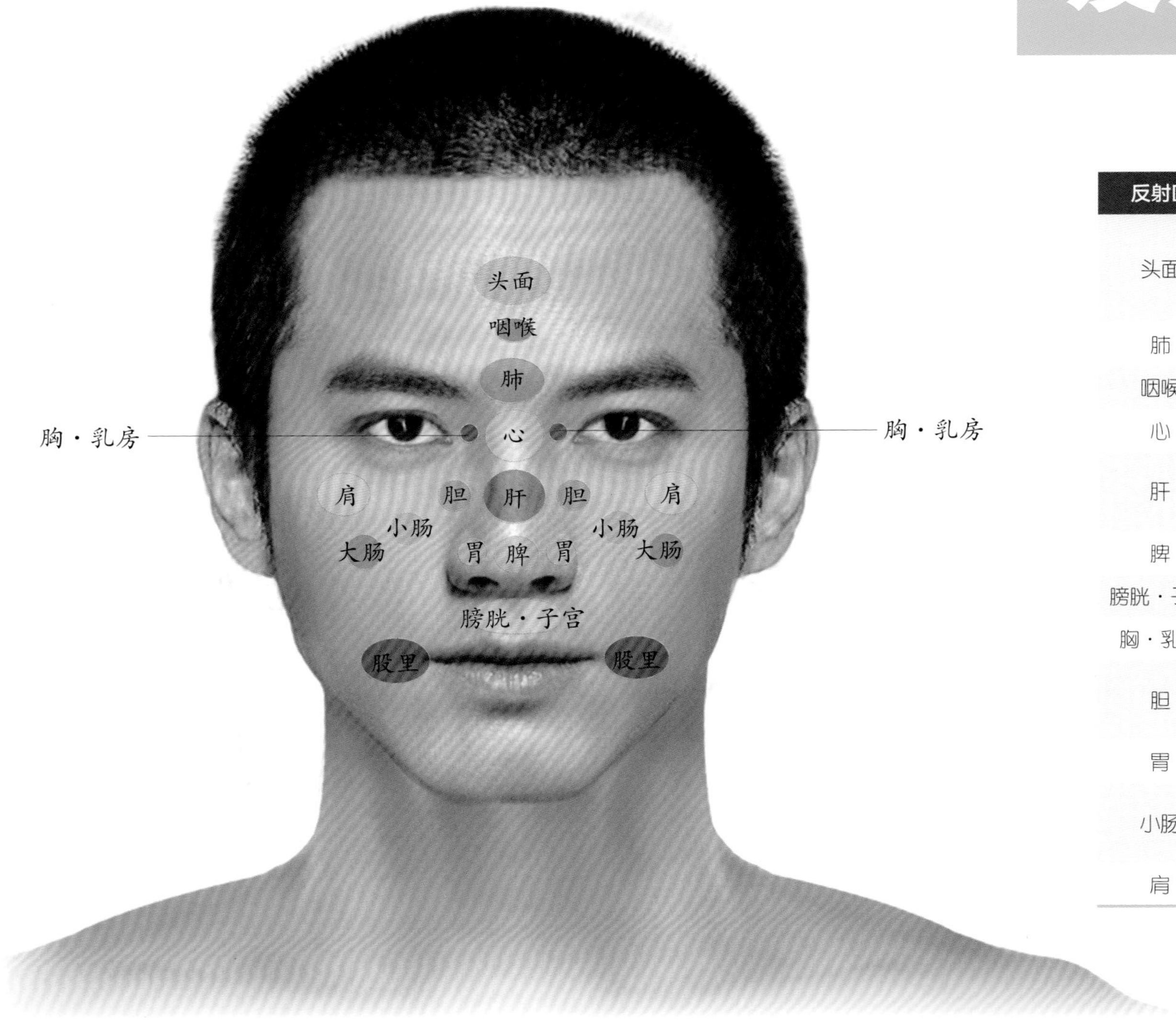

反射区	定位	主治
头面	额正中点	头面部感觉异常、面肌痉挛、偏头痛、颞颌关节炎、眩晕、周围性面瘫、听力减退、齿龈肿痛等
肺	两眉内端连线中点	感冒、咳嗽、哮喘、鼻炎等呼吸道疾患
咽喉	头面反射区与肺反射区连线中点	咽喉肿痛、咳嗽等
心	鼻梁最低处，两目内眦连线中点	心绞痛、心律不齐、失眠、胸闷等
肝	心反射区之下，两颧之间，鼻骨与鼻软骨交界处	胁痛、胆囊炎、腹胀等
脾	鼻尖处	食欲不振、消化不良、腹泻等
膀胱·子宫	人中沟中点	痛经、月经不调、尿频、多尿等
胸·乳房	心反射区与目内眦连线之中点	乳汁缺少、乳腺增生、胸闷等
胆	肝反射区两旁，内眼角直下	胆结石、黄疸、胁痛、胆囊炎、恶心、呕吐等
胃	脾反射区两旁，当鼻翼中央处	胃痛、呃逆、呕吐等
小肠	胆反射区、胃反射区连线中点外方，瞳孔直下	消化不良、腹泻等
肩	目外眦直下方，胆反射区外方	肩臂疼痛、上肢麻木等

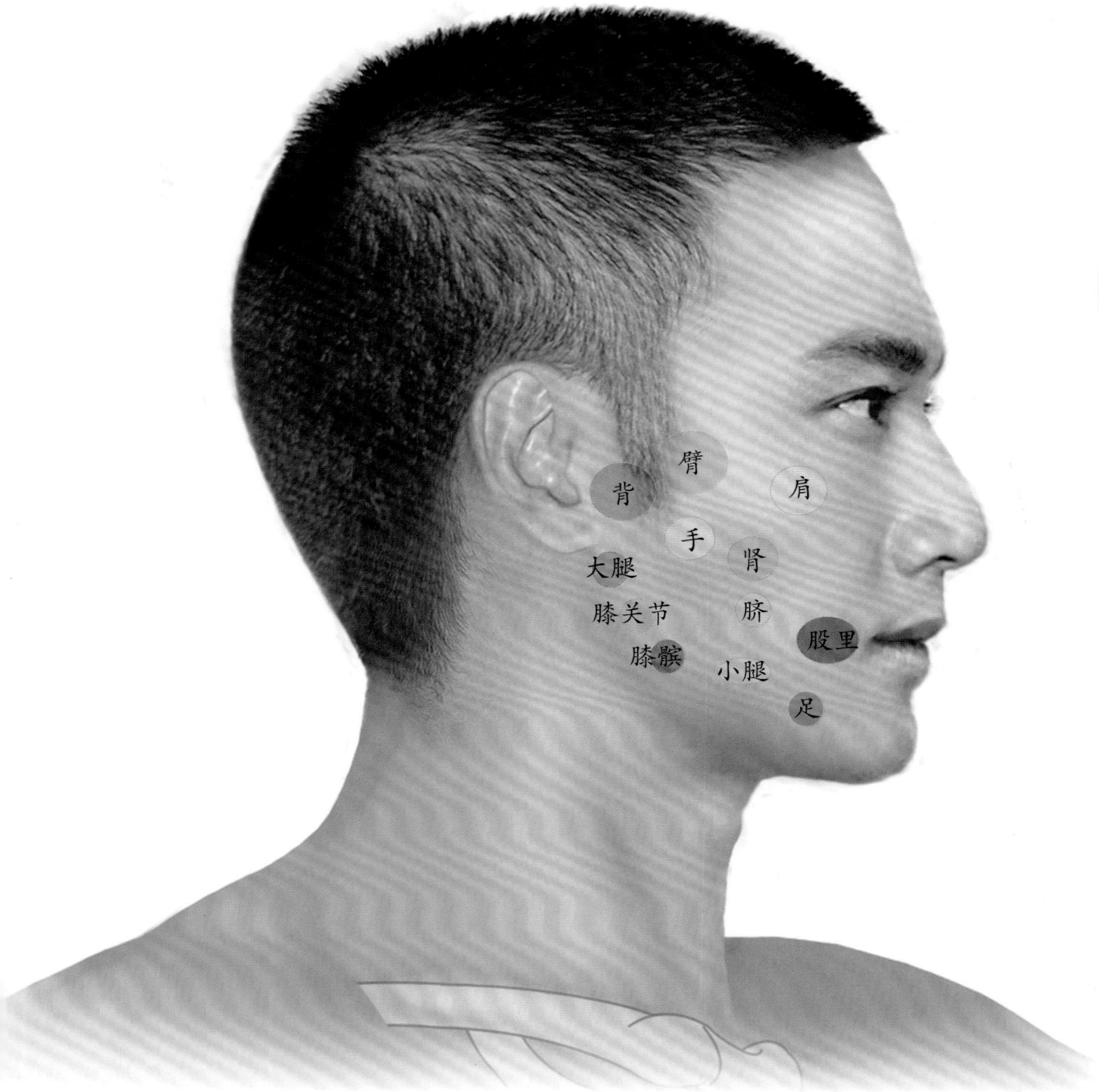

续表

反射区	定位	主治
大肠	目外眦直下方，颧骨下缘	结肠炎、便秘、腹痛、腹泻、痔疮、痢疾等
股里	口角旁开 0.5 寸，近地仓穴	股内侧痛
肾	大肠反射区外方颊部，约当鼻翼水平线与太阳穴直下垂线相交处	尿少、尿痛、尿频等
脐	肾反射区下 0.3 寸	腹痛、腹泻等
背	颊部中央外后方 1 寸处	颈背部软组织损伤、腰酸背痛等
臂	肩反射区外，下关穴直上	肩臂肿痛、麻木、无力等
手	臂反射区内下方，颧骨弓下缘处	手肿痛
大腿	耳垂与下颌角连线中上 1/3 处	大腿肌肉拉伤
膝关节	耳垂与下颌角连线中下 1/3 处	膝关节肿痛等
膝髌	下颌角上方凹陷处	膝关节损伤
小腿	下颌角前方	小腿疼痛、抽搐、肌肉酸痛
足	目外眦直下，下颌骨上缘	足部肿痛、足跟痛、足弓损伤等

头面部常用穴位

- 手阳明大肠经
- 足阳明胃经
- 足太阳膀胱经
- 足少阳胆经
- 督脉
- 任脉
- 经外奇穴

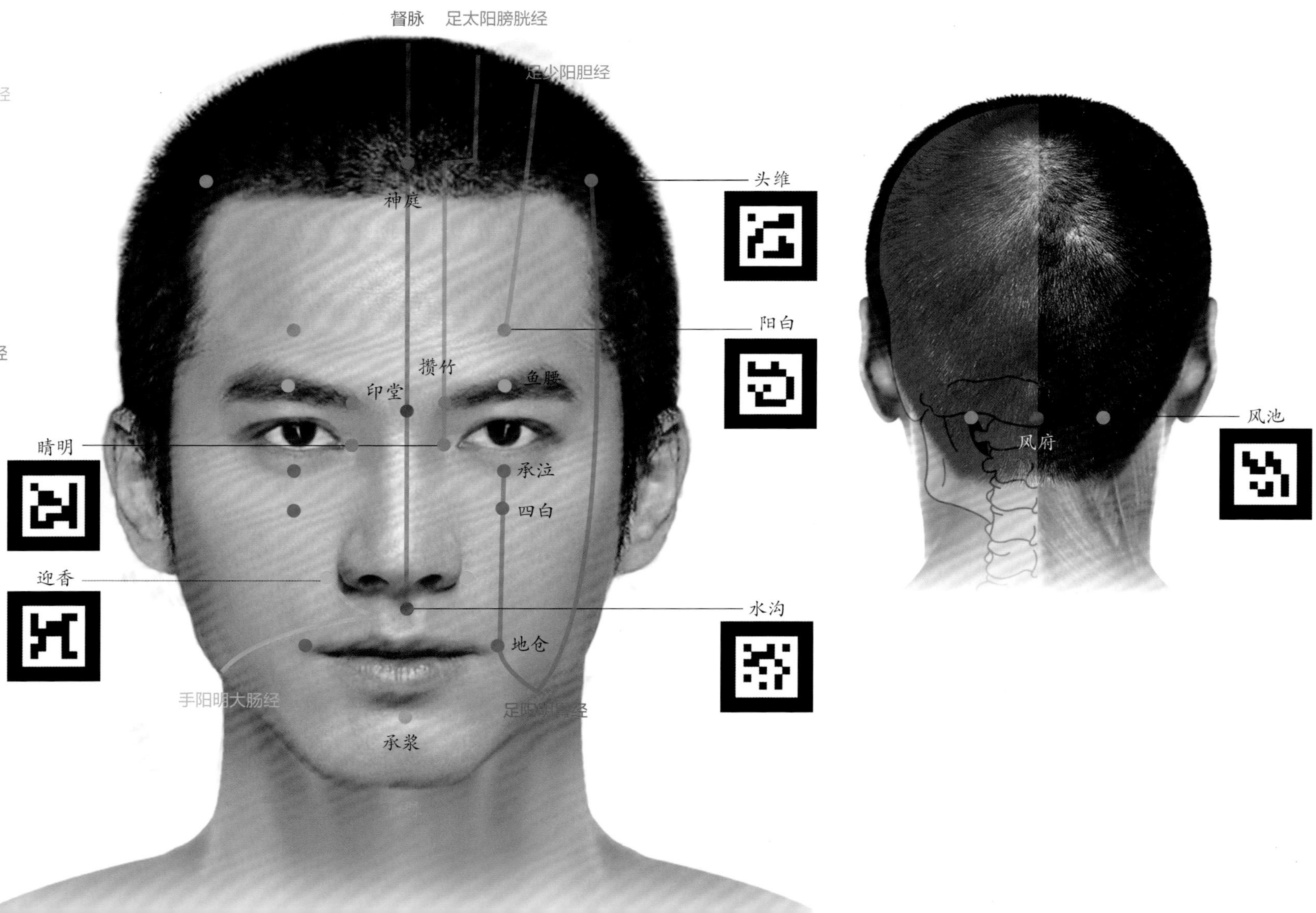

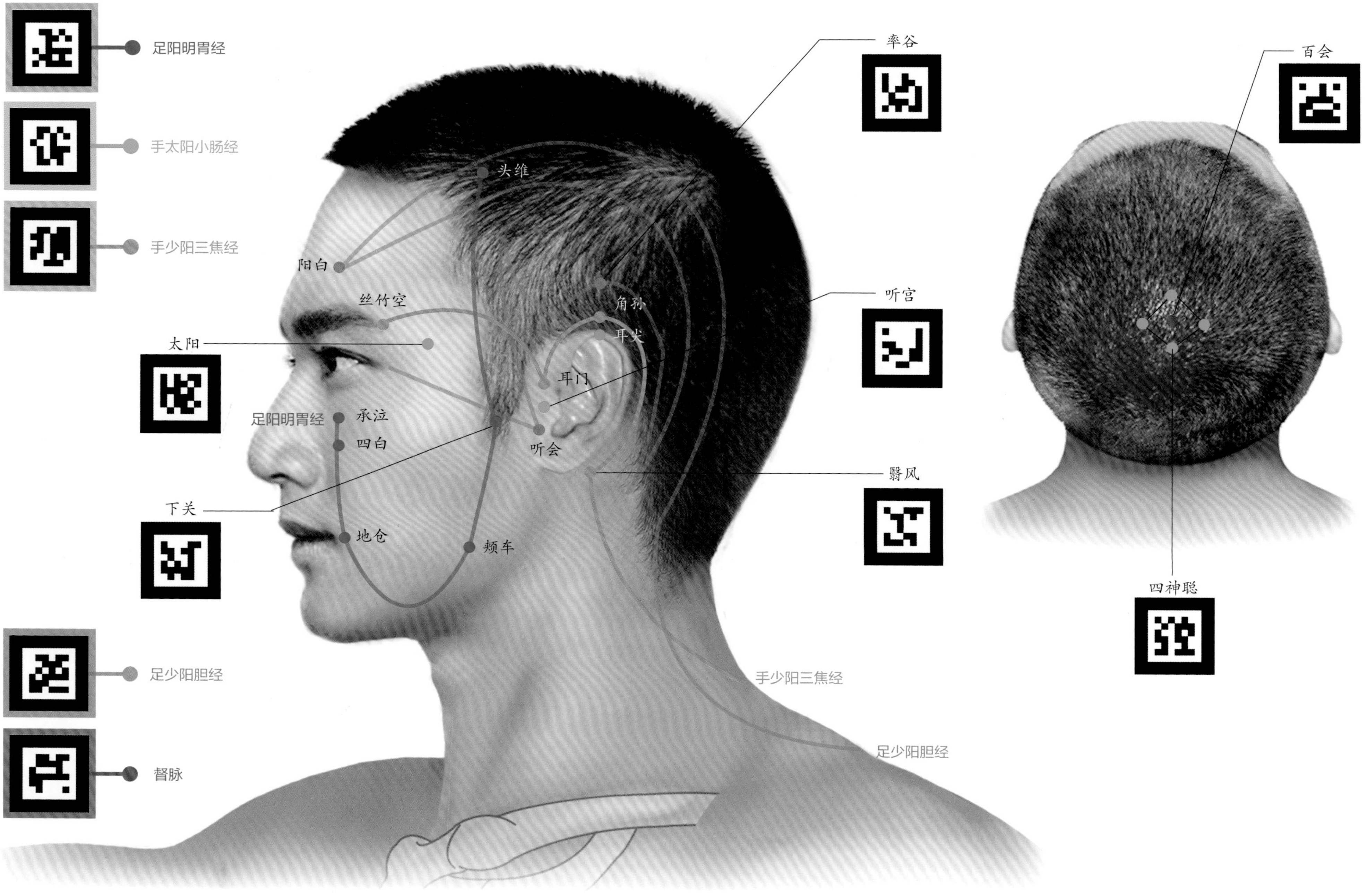
足阳明胃经
手太阳小肠经
手少阳三焦经
足少阳胆经
督脉
头维
阳白
丝竹空
太阳
足阳明胃经
承泣
四白
下关
地仓
颊车
角孙
耳尖
耳门
听会
率谷
听宫
翳风
手少阳三焦经
足少阳胆经
百会
四神聪

穴位		定位	主治
手阳明大肠经	迎香	在面部，鼻翼外缘中点旁，鼻唇沟中	鼻炎、口㖞、胆道蛔虫症
足阳明胃经	承泣	在面部，眼球与眶下缘之间，瞳孔直下	目赤肿痛、流泪、近视、眼睑抽动、面瘫、面肌痉挛
	四白	在面部，眶下孔处	目赤肿痛、眼睑瞤动、近视、面瘫、胆道蛔虫症、头痛、眩晕
	地仓	在面部，口角旁开 0.4 寸(指寸)	面瘫、面肌痉挛、眼睑瞤动
	颊车	在面部，下颌角前上方约一横指(中指) *取穴小窍门：沿下颌角角平分线上一横指，闭口咬紧牙时咬肌隆起，放松时按之有凹陷处	面瘫、颊肿、齿痛、口噤不语、颞下颌关节炎
	下关	在面部，颧弓下缘中央与下颌切迹之间凹陷中 *取穴小窍门：闭口，上关直下，颧弓下缘凹陷中	耳鸣、耳聋、齿痛、面瘫、颞下颌关节炎
	头维	在头部，额角发际直上 0.5 寸，头正中线旁开 4.5 寸	头痛、眩晕、目痛、眼睑瞤动、老年痴呆
手太阳小肠经	听宫	在面部，耳屏正中与下颌骨髁突之间的凹陷中	耳鸣耳聋、癫狂

续表

穴位		定位	主治
足太阳膀胱经	睛明	在面部，目内眦内上方眶内侧壁凹陷中 *取穴小窍门：闭目，在目内眦内上方 0.1 寸的凹陷中	近视、目赤肿痛、目视不明、夜盲、目翳、急性腰痛
	攒竹	在面部，眉头凹陷中，额切迹处 *取穴小窍门：沿睛明直上至眉头边缘可触及一凹陷即为本穴	头痛、面瘫、腰痛、目视不明、眼睑瞤动、眼睑下垂、眉棱骨痛
手少阳三焦经	翳风	在颈部，耳垂后方，乳突下端前方凹陷中	耳鸣、耳聋、口㖞、牙关紧闭、齿痛、呃逆、颊肿
	角孙	在头部，耳尖正对发际处	目翳、齿痛、偏头痛、项强
	耳门	在耳区，耳屏上切迹与下颌骨髁突之间的凹陷中 *取穴小窍门：微张口，耳屏上切迹前的凹陷中	耳鸣、耳聋、齿痛
	丝竹空	在面部，眉梢凹陷中	目赤肿痛、眼睑瞤动、目眩、头痛、癫狂
足少阳胆经	听会	在面部，耳屏间切迹与下颌骨髁突之间的凹陷中 *取穴小窍门：张口，耳屏间切迹前方的凹陷中	耳鸣、耳聋、颞颌关节炎
	率谷	在头部，耳尖直上入发际 1.5 寸 *取穴小窍门：咀嚼时，以手按之有肌肉鼓动	头痛、眩晕、耳鸣、耳聋
	阳白	在头部，眉上 1 寸，瞳孔直上	头痛、眩晕、视物模糊、目痛、眼睑下垂、面瘫、眼睑瞤动
	风池	在颈后区，枕骨之下，胸锁乳突肌上端与斜方肌上端之间的凹陷中	头痛、眩晕、失眠、癫痫、卒中、感冒、颈项强痛

续表

穴位		定位	主治
督脉	风府	在颈后区，枕外隆凸直下，两侧斜方肌之间凹陷中 ＊取穴小窍门：正坐，头稍仰，使项部斜方肌松弛，从项后发际正中上推至枕骨而止即是本穴	头痛、眩晕、项强、中风不语、半身不遂、癫狂、目痛、咽喉肿痛
	百会	在头部，前发际正中直上 5 寸 ＊取穴小窍门：折耳，两耳尖向上连线的中点	头痛、眩晕、中风不语、癫狂、失眠、健忘、脱肛、久泻、胃下垂
	神庭	在头部，前发际正中直上 0.5 寸 ＊取穴小窍门：发际不明者，眉心直上 3.5 寸处取穴	头痛、眩晕、失眠、癫痫、鼻炎、目痛
	水沟	在面部，人中沟的上 1/3 与中 1/3 交点处	昏迷、晕厥、卒中、癫狂、抽搐、面瘫、齿痛、鼻塞、牙关紧闭、急性腰扭伤、消渴、黄疸、全身水肿
	印堂	在头部，两眉毛内侧端中间的凹陷中	头痛、眩晕、失眠、小儿惊风、鼻塞、鼻炎、眉棱骨痛、目痛
任脉	承浆	在面部，颏唇沟的正中凹陷处	面瘫、齿龈肿痛、暴喑（突然失音）、消渴、癫痫
经外奇穴	四神聪	在头部，百会前后左右各旁开 1 寸，共 4 穴 ＊取穴小窍门：后神聪在前后发际正中连线的中点处	头痛、眩晕、失眠、健忘、癫痫
	鱼腰	在头部，瞳孔直上，眉毛中	目赤肿痛、目翳、眼睑下垂、眼睑瞤动、眉棱骨痛
	太阳	在头部，眉梢与目外眦之间，向后约一横指的凹陷中	头痛、目疾、齿痛、面痛、面瘫
	耳尖	在耳区，在外耳轮的最高点 ＊取穴小窍门：折耳向前时，耳郭上方的尖端处	目赤肿痛、目翳、睑腺炎、咽喉肿痛

超简单头面部穴位按摩

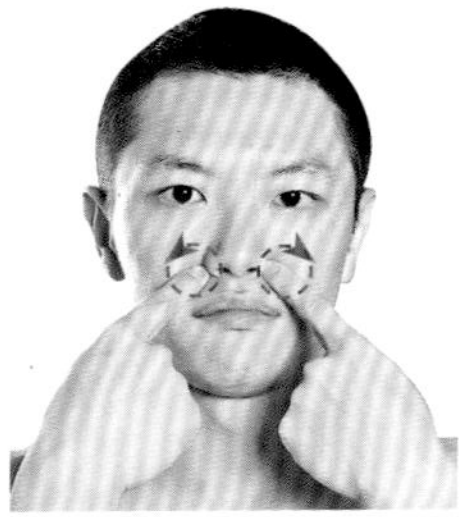

迎香

用两手食指按揉两侧迎香穴 2 分钟，力度稍轻。每日 2 次。

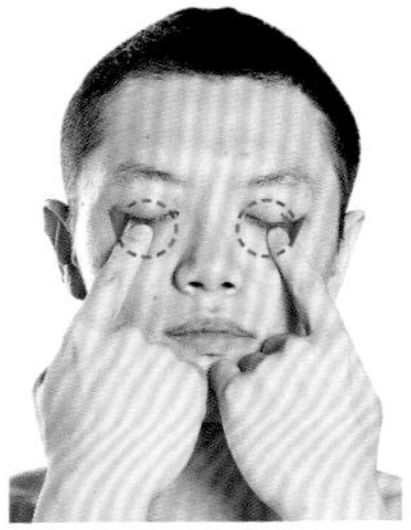

承泣

用两手食指按揉两侧承泣穴 2 分钟，力度稍轻。每日 2 次。

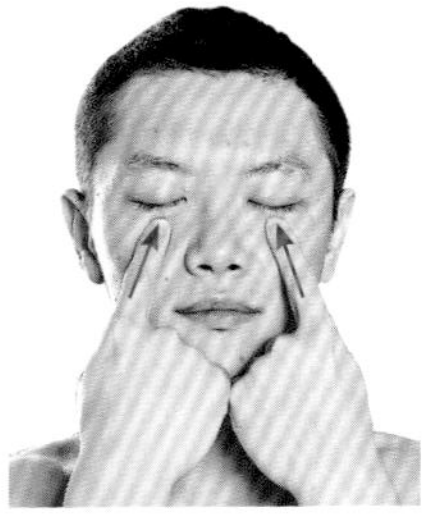

四白

用双手食指按压两侧四白穴，停留片刻后放松，反复 5~6 下，力度稍轻。每日 2 次。

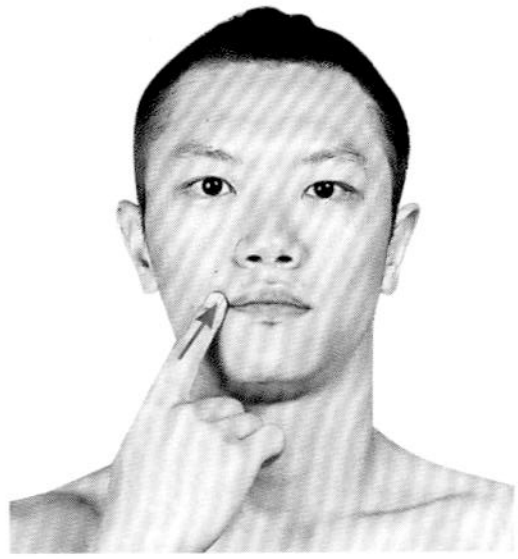

地仓

用食指稍用力按压地仓穴，停留片刻后放松，反复 5~6 下。同法按压对侧地仓穴。每日 2 次。

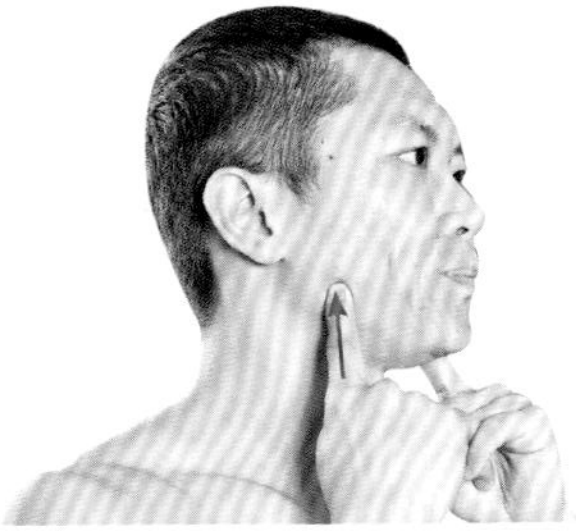

颊车

用双手食指稍用力按压两侧颊车穴，停留片刻后放松，反复 5~6 下。每日 2 次。

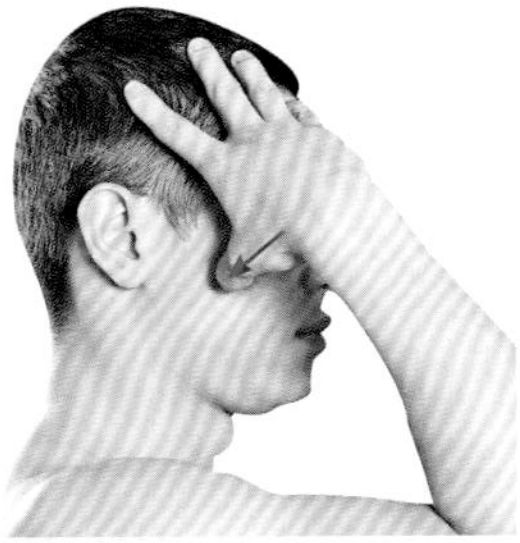

下关

用拇指稍用力按压下关穴，停留片刻后放松，反复 5~6 下。同法按压对侧下关穴。每日 2 次。

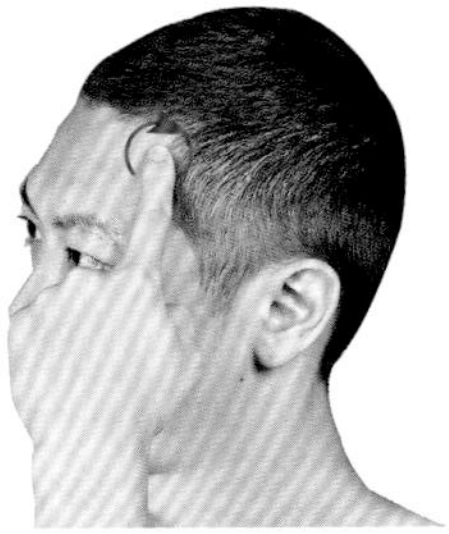

头维

用食指按揉头维穴 2 分钟，力度稍重。同法按揉对侧头维穴。每日 2 次。

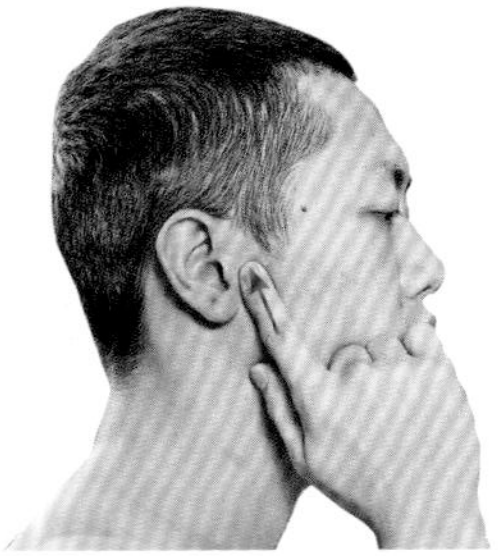

听宫

用食指稍用力按压听宫穴，停留片刻后放松，反复 5~6 下。同法按揉对侧听宫穴。每日 2 次。

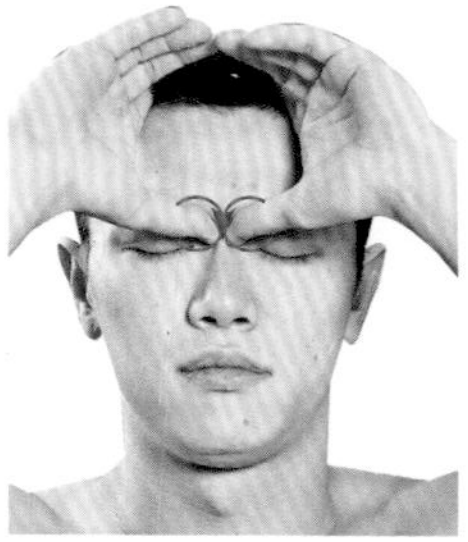

睛明

用双手拇指按揉两侧睛明穴 2 分钟，力度稍轻。每日 2 次。

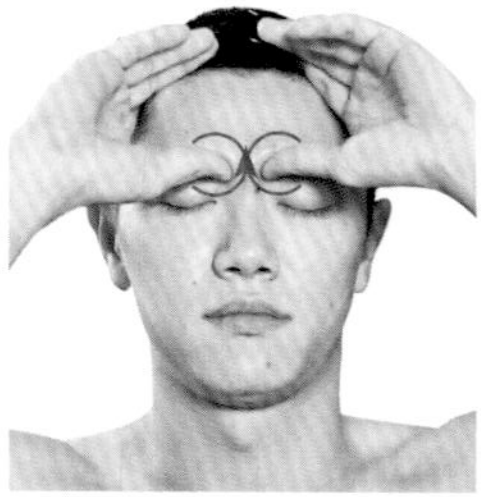

攒竹

将两手拇指按揉两侧攒竹穴 2 分钟，力度稍轻。每日 2 次。

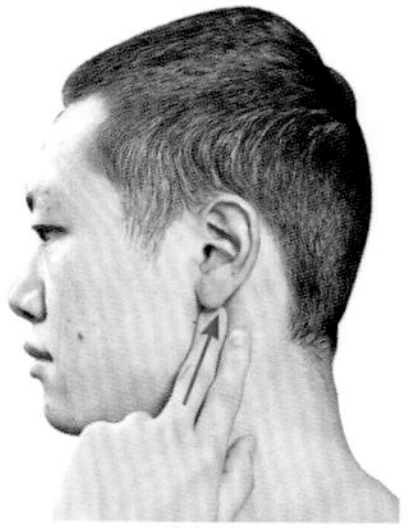

翳风

食、中二指并拢稍用力按压翳风穴，停留片刻后放松，反复 5~6 下。同法按压对侧翳风穴。每日 2 次。

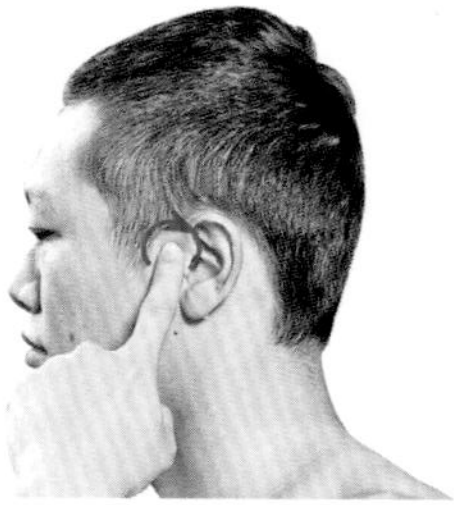

耳门

用食指按揉耳门穴 2 分钟，力度适中。同法按揉对侧耳门穴。每日 2 次。

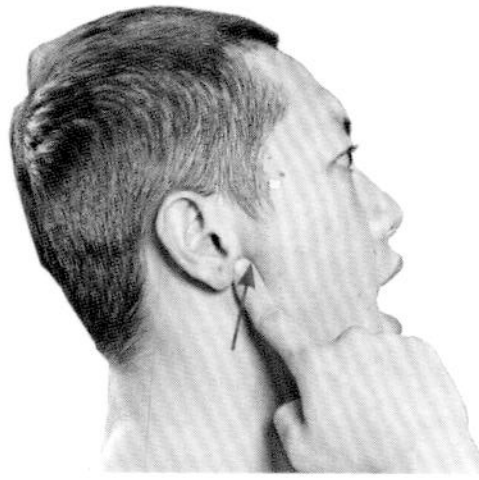

听会

用食指稍用力按压听会穴，停留片刻后放松，反复 5~6 下。同法按压对侧听会穴。每日 2 次。

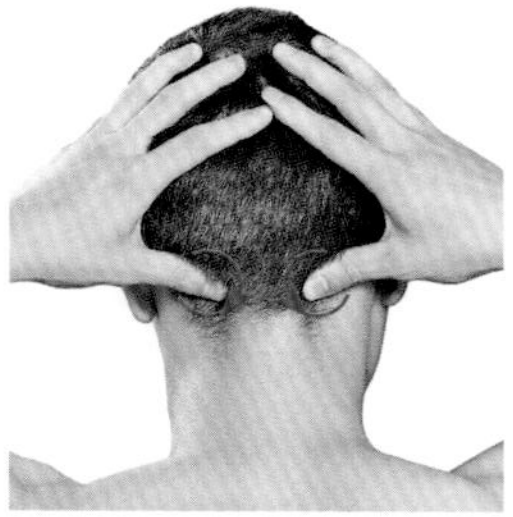

风池

两手拇指勾揉两侧风池穴 2 分钟，力度稍重。每日 2 次。

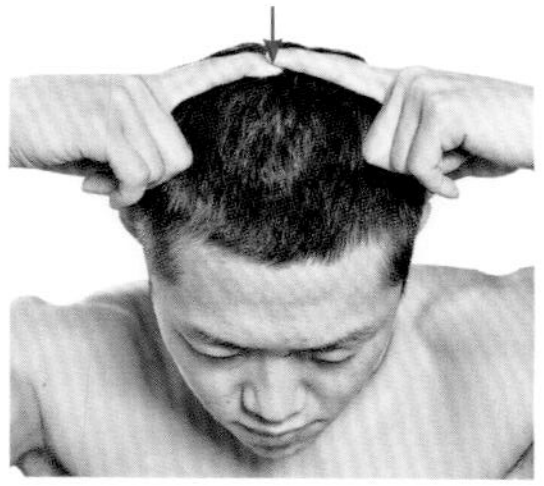

百会

两手食指重叠稍用力按压百会穴，停留片刻后放松，反复 5~6 下。每日 2 次。

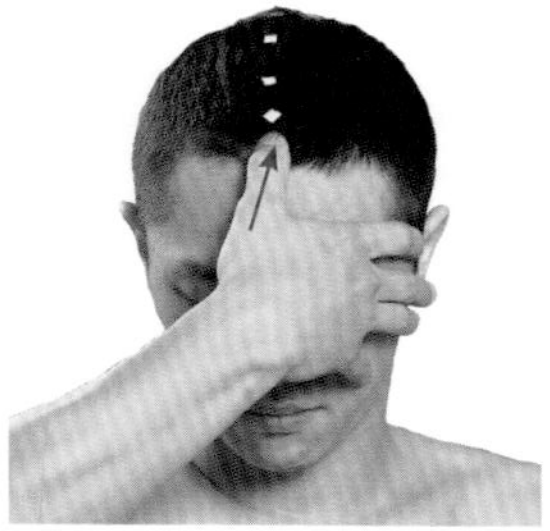

神庭

用拇指指端掐按神庭穴，力度可稍重，每分钟 30~50 下。每日 2 次。

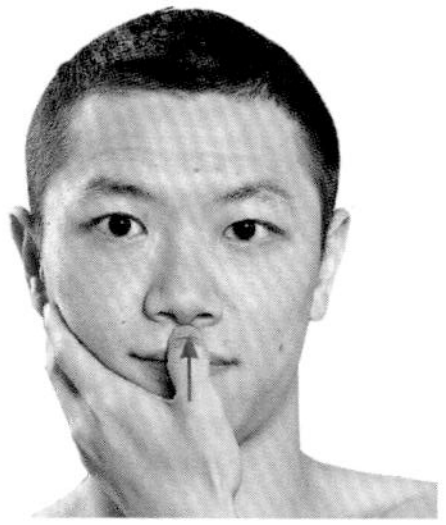

水沟

先用拇指指甲掐按水沟穴 30 下，掐后再揉按 30 下，力度稍重。每日 2 次。

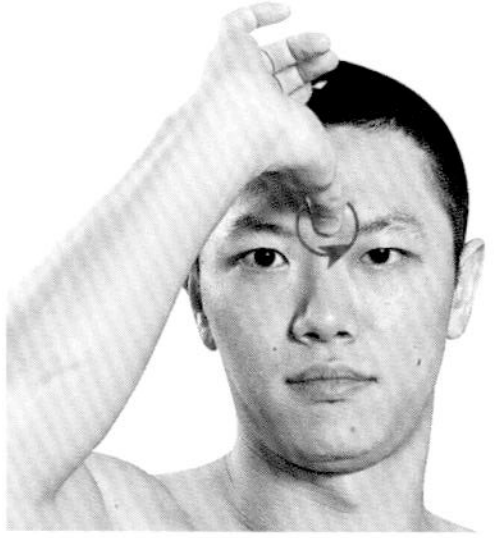

印堂

用拇指掐揉印堂穴 2 分钟，力度适中。每日 2 次。

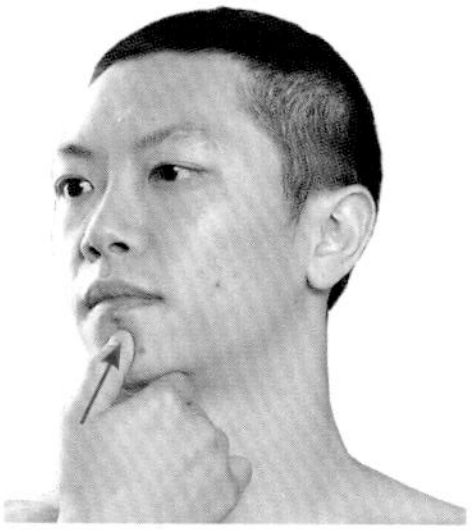

承浆

先用拇指掐按承浆穴 30 下，掐后再按揉 30 下，力度稍重，至有酸胀感。每日 2 次。

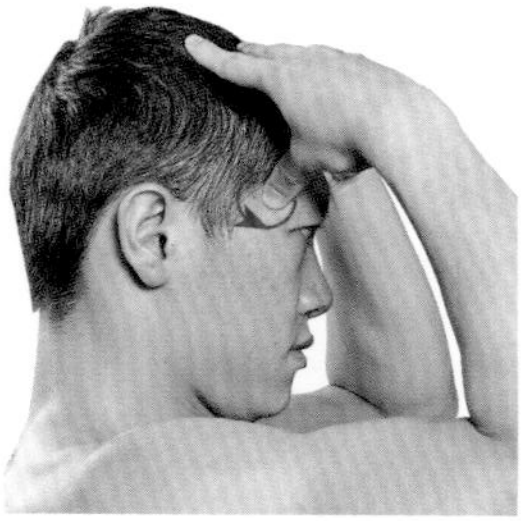

太阳

用两手拇指按揉两侧太阳穴 2 分钟，力度稍重。每日 2 次。

第五章

脊柱反射区及穴位

脊柱反射区

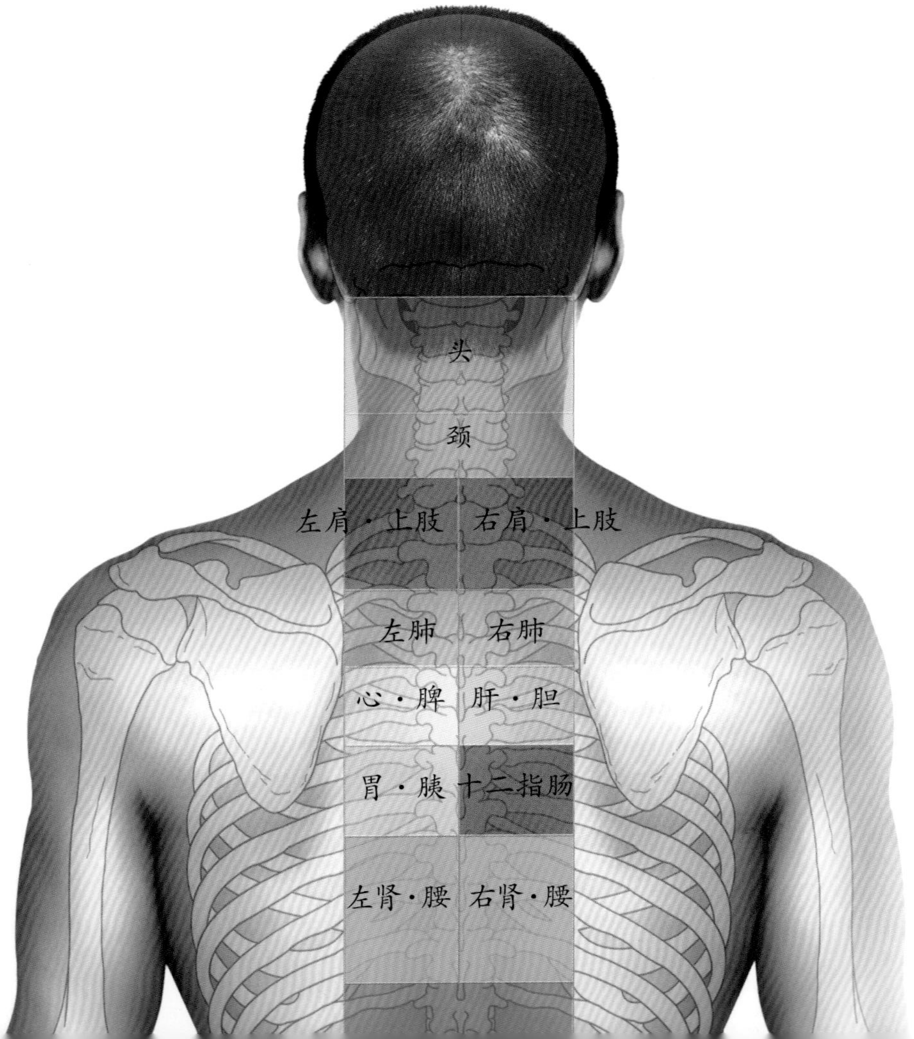

反射区	定位	主治
头	颈部第 1~4 颈椎区域	脑震荡、头痛、头晕、失眠、神经衰弱、神志不清、脑萎缩等
颈	颈部第 5~6 颈椎区域	颈椎病、落枕、颈部软组织损伤等颈部疾患
肩·上肢	在过肩胛内侧的垂线内，第 7 颈椎至第 2 胸椎区域。以后正中线为界，分为左、右肩·上肢反射区	肩周炎、肩酸痛、手臂无力、手麻等肩部及上肢疾患
肺	在过肩胛内侧的垂线内，第 3~4 胸椎区域。以后正中线为界，分为左、右肺反射区	肺部及支气管疾患如肺炎、支气管炎、哮喘、肺气肿等
心·脾	在过肩胛内侧的垂线内，第 5~6 胸椎左侧区域	心律不齐、心肌炎、冠心病、高血压、低血压等
肝·胆	在过肩胛内侧的垂线内，第 5~6 胸椎右侧区域	肝炎、肝肿大、脂肪肝、胆结石、胆囊炎、黄疸等
胃·胰	在过肩胛内侧的垂线内，第 7~8 胸椎左侧区域	恶心、呕吐、腹胀、胃痛、胃酸过多、糖尿病、消化不良、急慢性胃肠炎等
十二指肠	在过肩胛内侧的垂线内，第 7~8 胸椎右侧区域	腹胀、腹痛、消化不良 、食欲不振、食物中毒、胃及十二指肠溃疡等

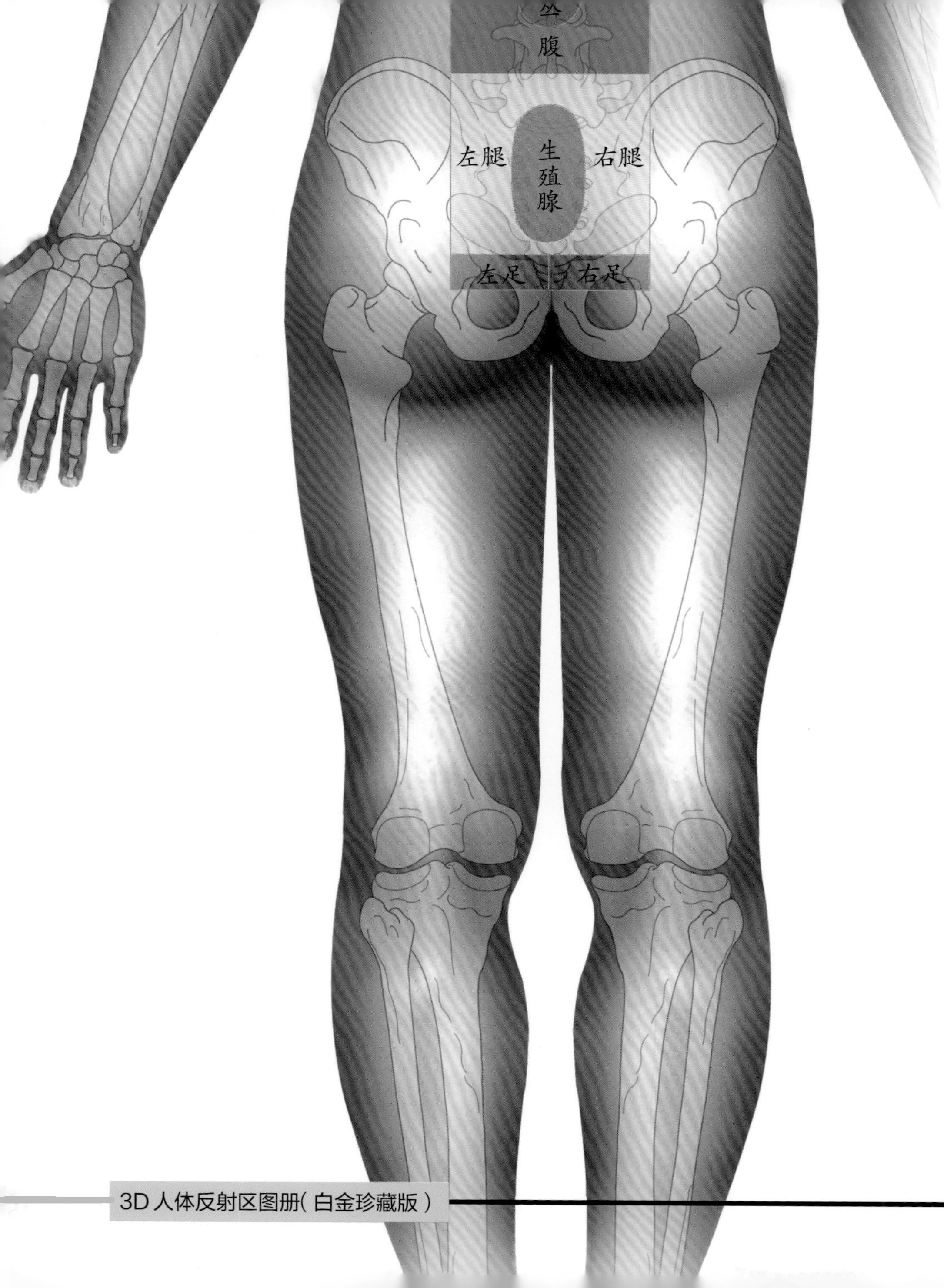

续表

反射区	定位	主治
肾·腰	在过肩胛内侧的垂线内，第 9~11 胸椎区域。以后正中线为界，分为左、右肾·腰反射区	水肿、腰痛、肾性高血压等
腹腔神经丛	第 1~3 腰椎的竖条状区域	刺激腹腔神经丛，可调节腹腔脏器功能，对腹胀、腹泻、胃肠痉挛、反酸、呃逆等有疗效
腹	在过肩胛内侧的垂线内，第 12 胸椎至第 4 腰椎、腹腔神经丛以外的区域	妇科疾患如月经不调、痛经等
生殖腺	第 1~5 骶椎的竖条状区域	性功能低下、不孕症、围绝经期综合征、月经不调、痛经
腿	在过肩胛内侧的垂线内，第 5 腰椎至骶骨、生殖腺反射区以外的区域，以后正中线为界分为左、右腿反射区	坐骨神经痛、下肢麻木等
足	在过肩胛内侧的垂线内，尾骨区域	足部肿痛、足跟痛、足弓损伤等

超简单脊柱反射区按摩

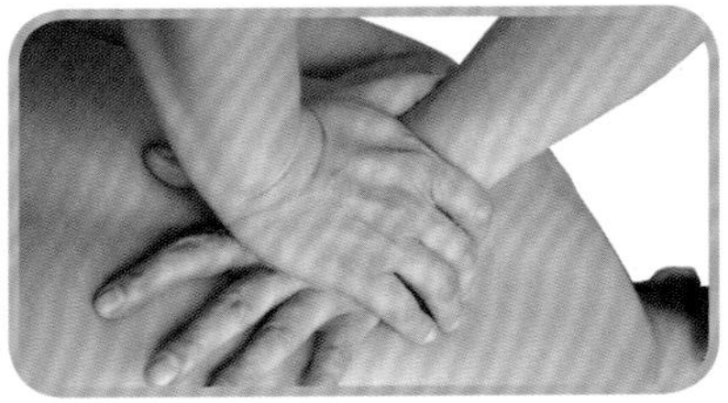
按法・叠掌按法

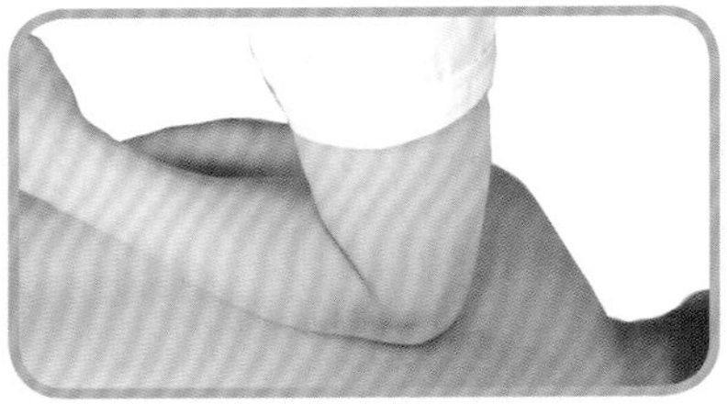
拔法・肘拔法

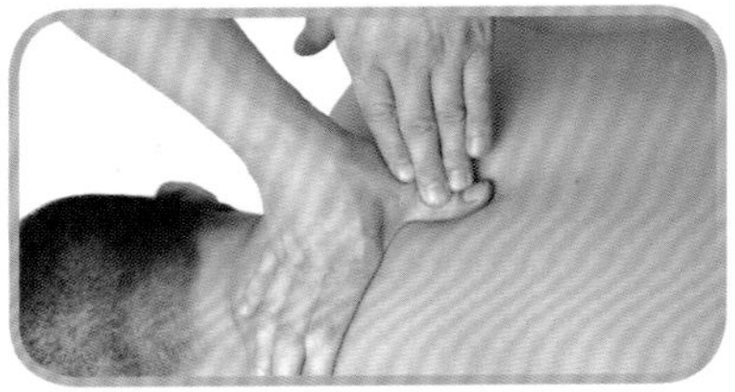
拔法・叠加指拔法

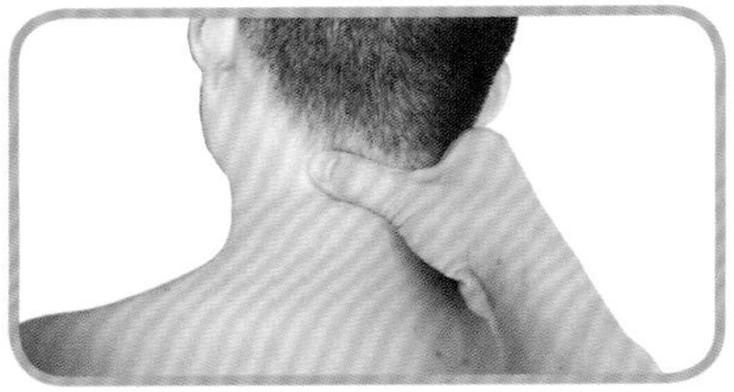
拔法・弹拔法

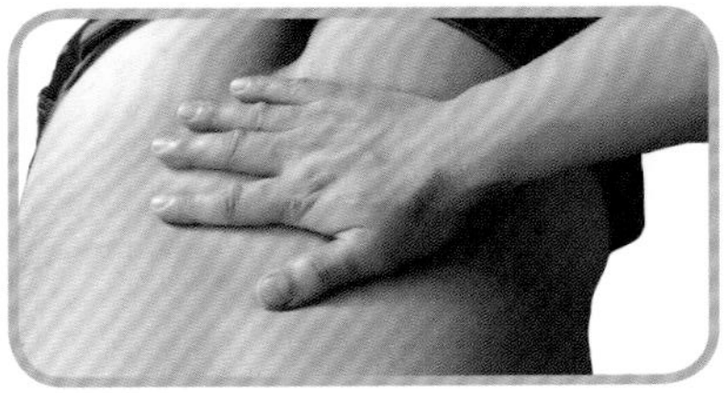
擦法

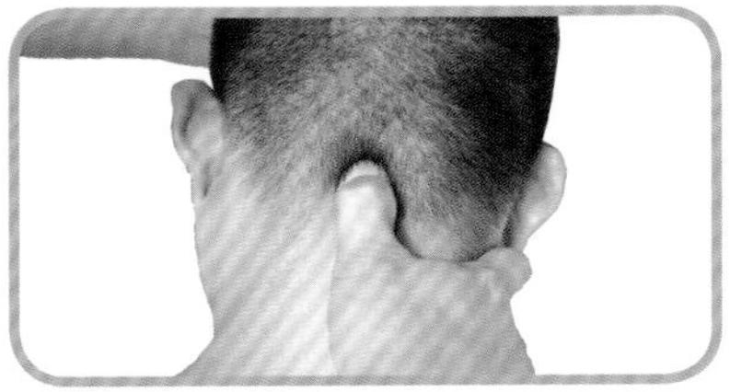
点法 1

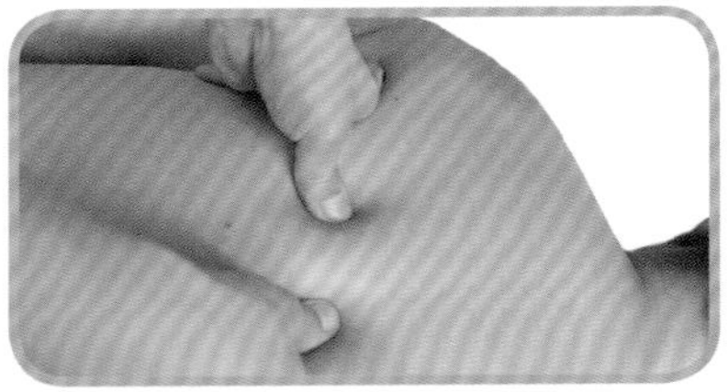
点法 2

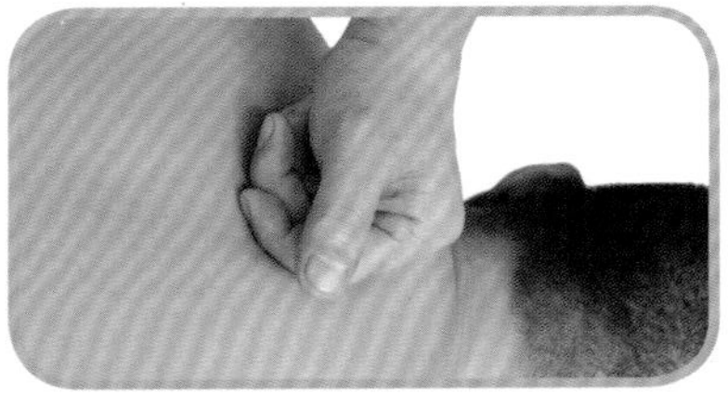
㨰法

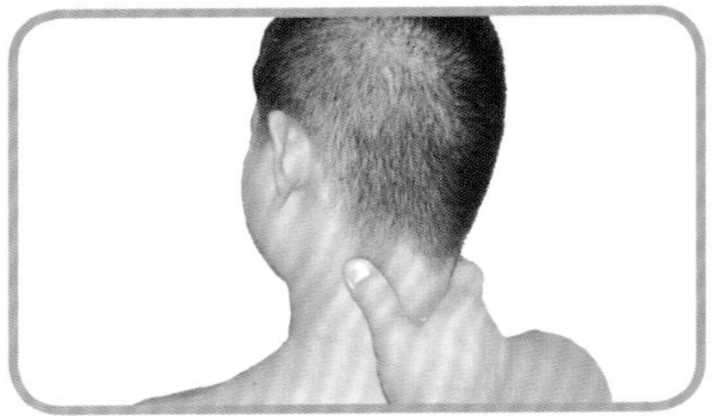
拿法

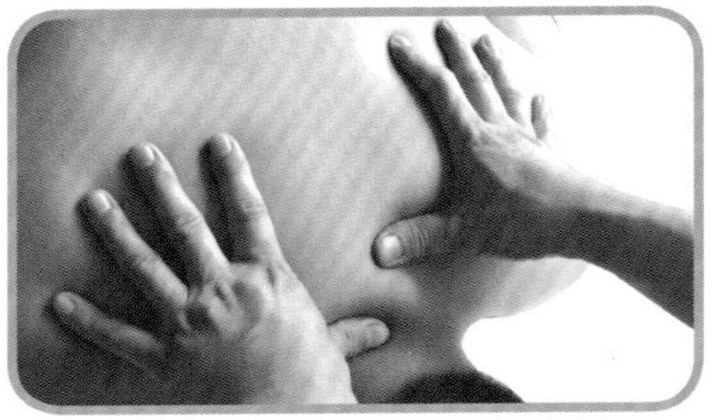
揉法・八卦揉法

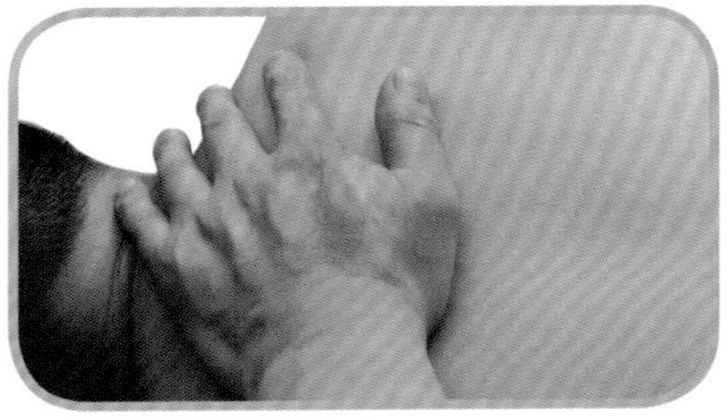
揉法・掌揉法

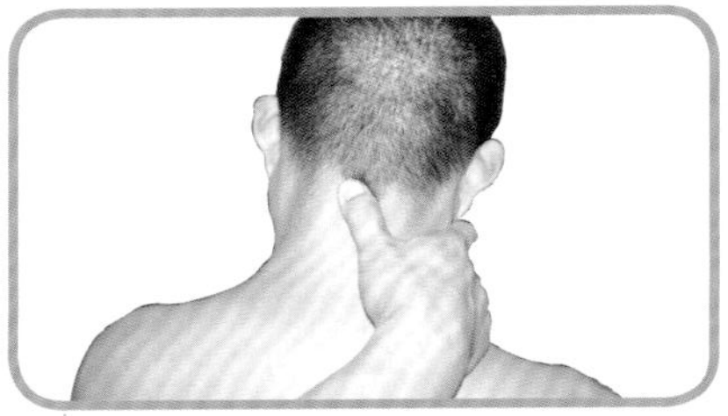
揉法・指揉法

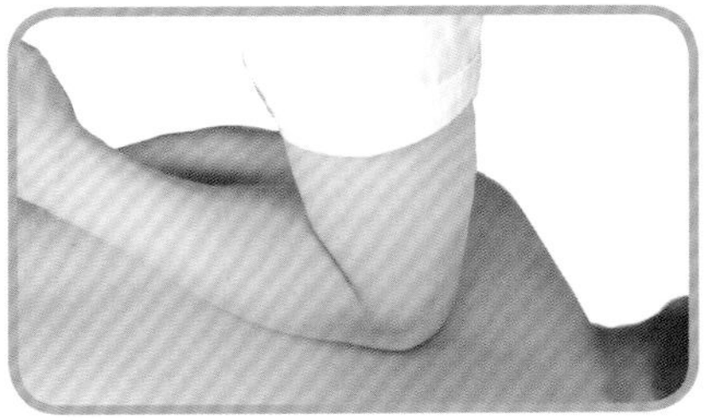
揉法・肘揉法

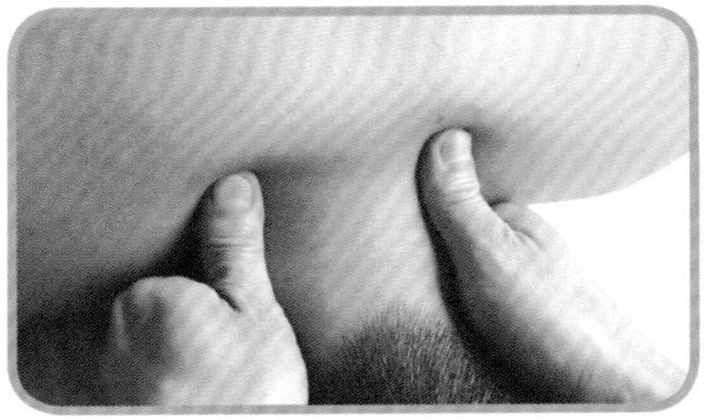
推法・分推法

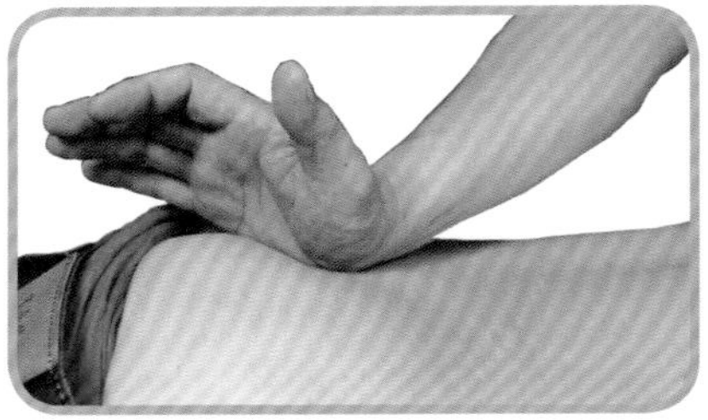
推法・小鱼际推法

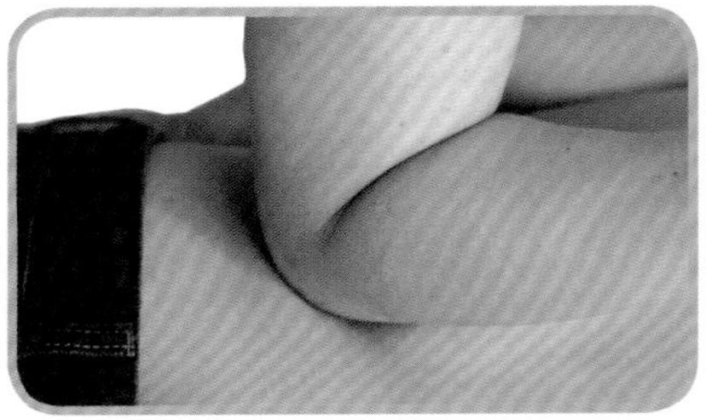
肘压法

脊背部常用穴位

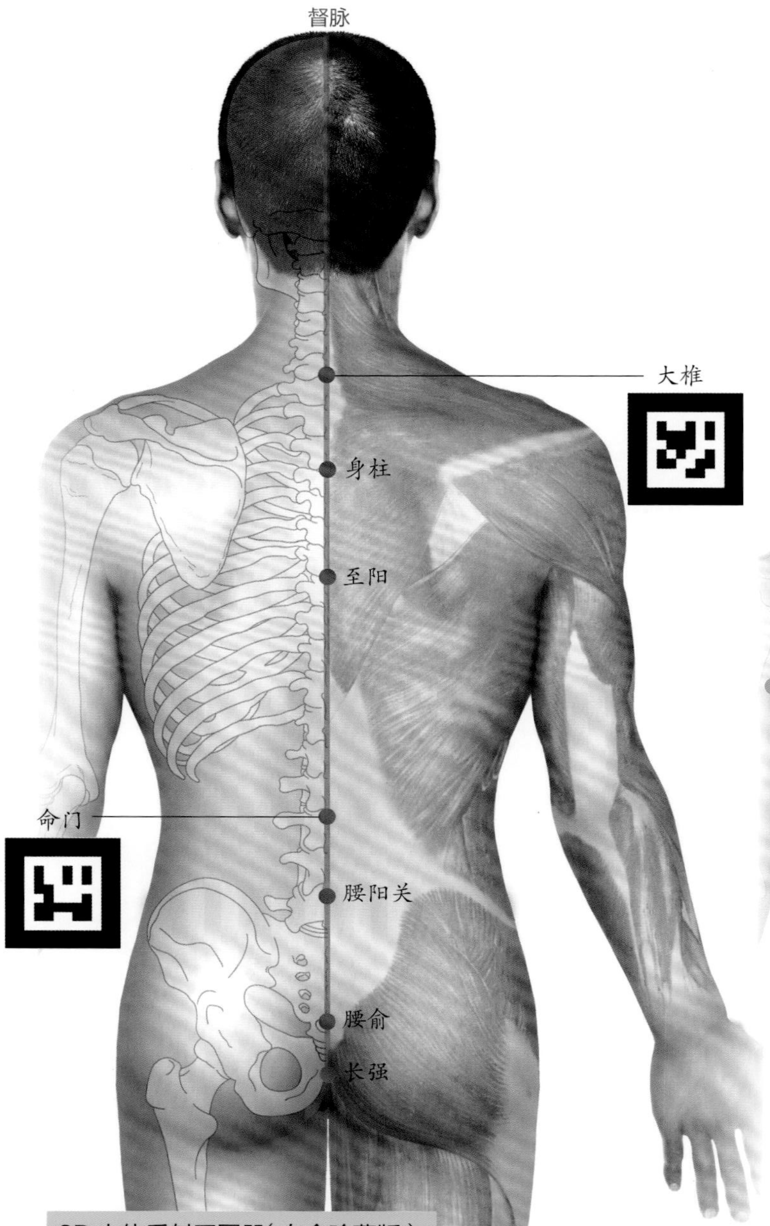

手太阳小肠经

督脉

经外奇穴

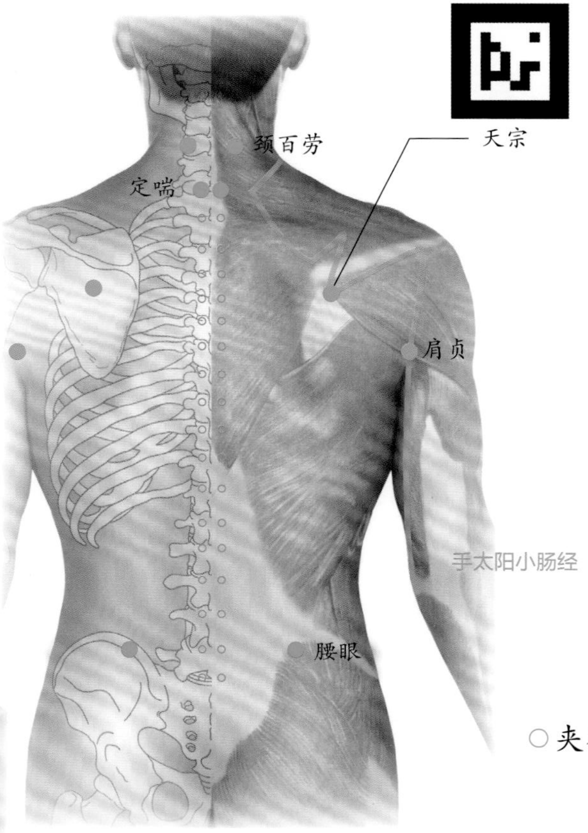

	穴位	定位	主治
手太阳小肠经	肩贞	在肩胛区，肩关节后下方，腋后纹头直上1寸 *取穴小窍门：腋后纹头直上1寸，三角肌后缘	肩背疼痛、手臂麻痛
	天宗	在肩胛区，肩胛冈中点与肩胛下角连线上1/3与下2/3交点凹陷中	肩胛疼痛、乳腺炎、气喘
经外奇穴	颈百劳	在颈部，第7颈椎棘突直上2寸，后正中线旁开1寸	颈项强痛、咳嗽、气喘、骨蒸潮热、盗汗
	定喘	在脊柱区，横平第7颈椎棘突下，后正中线旁开0.5寸 *取穴小窍门：大椎旁开0.5寸	哮喘、咳嗽、落枕、肩背痛、上肢疼痛不举
	夹脊	在脊柱区，第1胸椎至第5腰椎棘突下两侧，后正中线旁开0.5寸，一侧17穴	胸1~5夹脊：心肺、胸部及上肢疾病；胸6~12夹脊：胃肠、脾、肝胆疾病；腰1~5夹脊：腰骶小腹部疾病及下肢疼痛
	腰眼	在腰区，横平第4腰椎棘突下，后正中线旁开约3.5寸凹陷中	腰痛、尿频、月经不调、带下

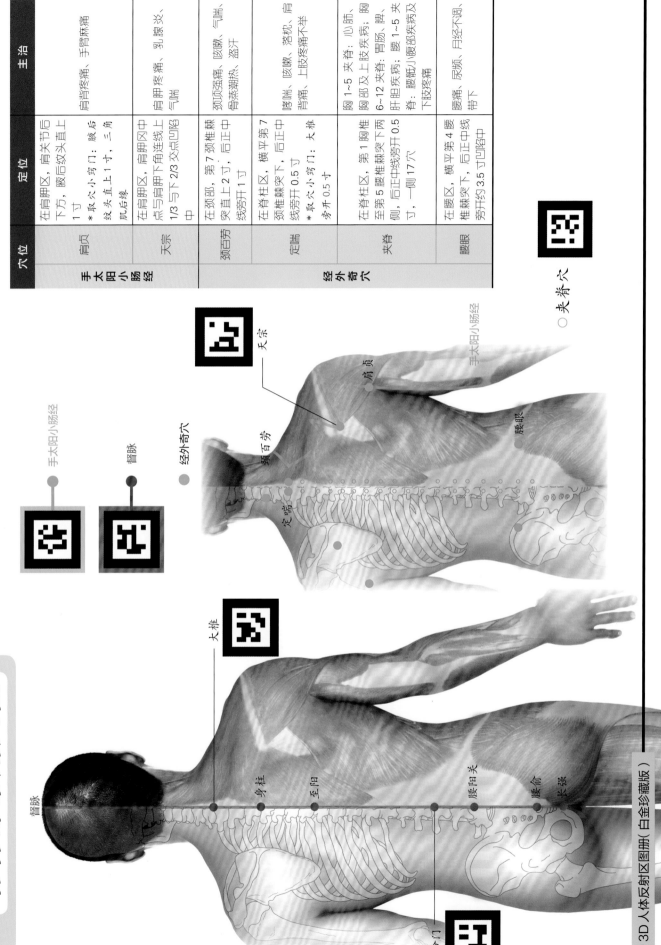

○夹脊穴

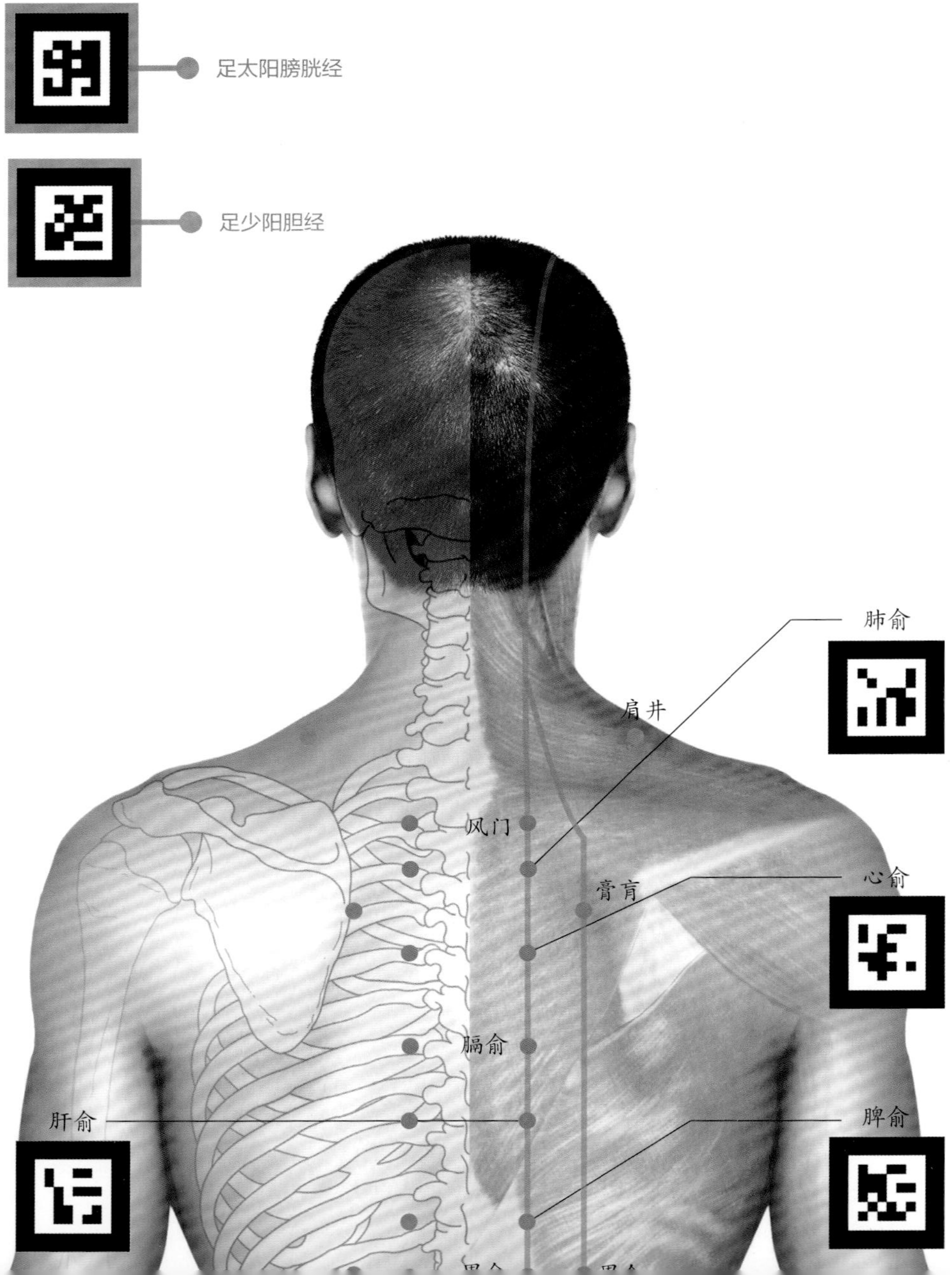

续表

穴位		定位	主治
足太阳膀胱经	风门	在脊柱区，第 2 胸椎棘突下，后正中线旁开 1.5 寸	咳嗽、发热、头痛、胸背痛
	肺俞	在脊柱区，第 3 胸椎棘突下，后正中线旁开 1.5 寸	咳嗽、气喘、鼻塞、盗汗、皮肤瘙痒、瘾疹
	心俞	在脊柱区，第 5 胸椎棘突下，后正中线旁开 1.5 寸	心痛、心悸、心烦、失眠、健忘、咳嗽、吐血
	膈俞	在脊柱区，第 7 胸椎棘突下，后正中线旁开 1.5 寸	胃脘痛、呕吐、饮食不下、呃逆、咳嗽、气喘、瘾疹
	肝俞	在脊柱区，第 9 胸椎棘突下，后正中线旁开 1.5 寸	黄疸、胁痛、目视不明、夜盲、吐血、眩晕、呃逆、癫狂
	脾俞	在脊柱区，第 11 胸椎棘突下，后正中线旁开 1.5 寸	腹胀、呕吐、泄泻、便血、消化不良、水肿、黄疸、背痛
	胃俞	在脊柱区，第 12 胸椎棘突下，后正中线旁开 1.5 寸	胃脘痛、腹胀、呕吐、胸胁痛
	肾俞	在脊柱区，第 2 腰椎棘突下，后正中线旁开 1.5 寸 ＊取穴小窍门：先定第 12 胸椎棘突，下数第 2 个棘突即第 2 腰椎棘突	遗精、阳痿、月经不调、带下、遗尿、小便不利、水肿、耳鸣耳聋、气喘、腰痛
	气海俞	在脊柱区，第 3 腰椎棘突下，后正中线旁开 1.5 寸	腰痛、痛经、腹胀肠鸣、胃下垂
	大肠俞	在脊柱区，第 4 腰椎棘突下，后正中线旁开 1.5 寸	腰痛、腹胀、泄泻、便秘
	关元俞	在脊柱区，第 5 腰椎棘突下，后正中线旁开 1.5 寸	腹胀、泄泻、小便频数或不利、遗尿、腰痛
	小肠俞	在骶区，横平第 1 骶后孔，骶正中嵴旁开 1.5 寸	遗精、遗尿、尿血、带下、腹痛、泄泻、腰痛

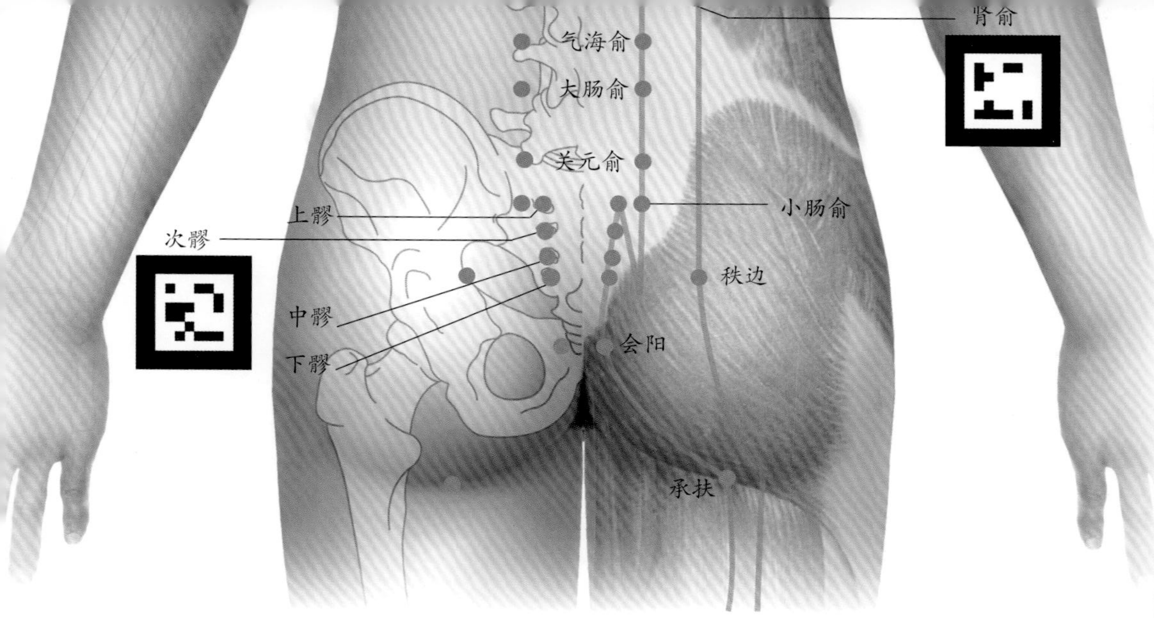

续表

穴位		定位	主治
督脉	长强	在会阴部，尾骨下方，尾骨端与肛门连线的中点处	脱肛、泄泻、便秘、癫狂、腰骶痛、小儿痴呆
	至阳	在脊柱区，第 7 胸椎棘突下凹陷中，后正中线上	黄疸、胸胁胀痛、身热、咳嗽、气喘、脊背强痛
	身柱	在脊柱区，第 3 胸椎棘突下凹陷中，后正中线上	咳嗽、气喘、身热、癫痫、脊背强痛
	大椎	在脊柱区，第 7 颈椎棘突下凹陷中，后正中线上	热病、骨蒸盗汗、咳嗽、气喘、癫痫、小儿惊风、感冒、胃寒、风疹、头项强痛、体虚怕冷
	腰俞	在骶区，正对骶管裂孔，后正中线上。 * 取穴小窍门：臀裂正上方的小凹陷即骶管裂孔	腰脊疼痛、下肢痿痹、月经不调、脱肛、便秘、癫痫
	腰阳关	在脊柱区，第 4 腰椎棘突下凹陷中，后正中线上	腰脊疼痛、下肢痿痹、月经不调、带下、遗精、阳痿
	命门	在脊柱区，第 2 腰椎棘突下凹陷中，后正中线上	腰痛、下肢痿痹、遗精、阳痿、月经不调、带下、遗尿、尿频、泄泻

续表

穴位		定位	主治
足太阳膀胱经	上髎	在骶区，正对第 1 骶后孔处 * 取穴小窍门：次髎向上触摸到的凹陷即第 1 骶后孔	月经不调、带下、遗精、阳痿、大小便不利、腰脊痛
	次髎	在骶部，正对第 2 骶后孔中 * 取穴小窍门：髂后上棘与第 2 骶椎棘突连线的中点凹陷处，即第 2 骶后孔	月经不调、痛经、带下、遗精、阳痿、小便不利、腰脊痛、下肢痿痹
	中髎	在骶部，正对第 3 骶后孔中 * 取穴小窍门：次髎向下触摸到的第 1 个凹陷，即第 3 骶后孔	月经不调、带下、小便不利、便秘、泄泻、腰痛
	下髎	在骶部，正对第 4 骶后孔中 * 取穴小窍门：次髎向下触摸到的第 2 个凹陷即第 4 骶后孔，横平骶管裂孔	小腹痛、腰骶痛、小便不利、带下、便秘
	会阳	在骶区，尾骨端旁开 0.5 寸 * 取穴小窍门：俯卧或跪伏位，按取尾骨下端旁软陷处取穴	泄泻、阳痿、带下
	承扶	在股后区，臀沟的中点	腰腿痛、下肢痿痹
	膏肓	在脊柱区，第 4 胸椎棘突下，后正中线旁开 3 寸	咳嗽、气喘、肺痨、健忘、遗精、虚劳（脏腑气血虚损所致的病症）
	胃仓	在脊柱区，第 12 胸椎棘突下，后正中线旁开 3 寸	胃脘痛、腹胀、水肿
	志室	在腰区，第 2 腰椎棘突下，后正中线旁开 3 寸	遗精、阳痿、遗尿、小便不利、水肿、月经不调、腰脊强痛
	秩边	在骶区，横平第 4 骶后孔，骶正中嵴旁开 3 寸	腰腿痛、下肢痿痹、便秘、小便不利、遗精、阳痿
足少阳胆经	肩井	在肩胛区，第 7 颈椎棘突与肩峰最外侧点连线的中点	颈项强痛、肩背疼痛、上肢不遂

超简单脊柱穴位按摩

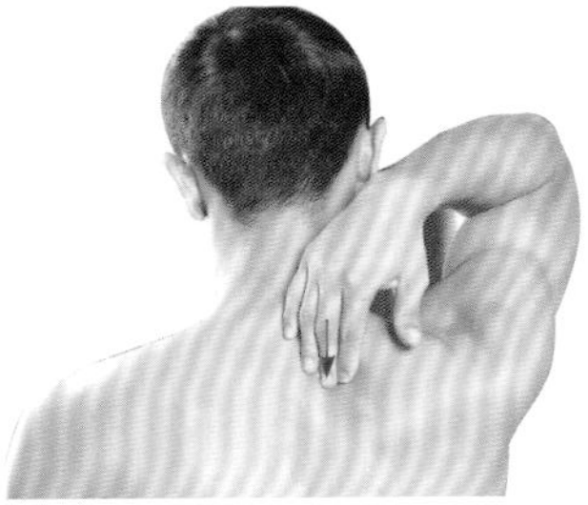

风门

用同侧中指端稍用力按压风门穴，停留片刻后放松，反复 5~6 下。同法按压对侧风门穴。每日 2 次。

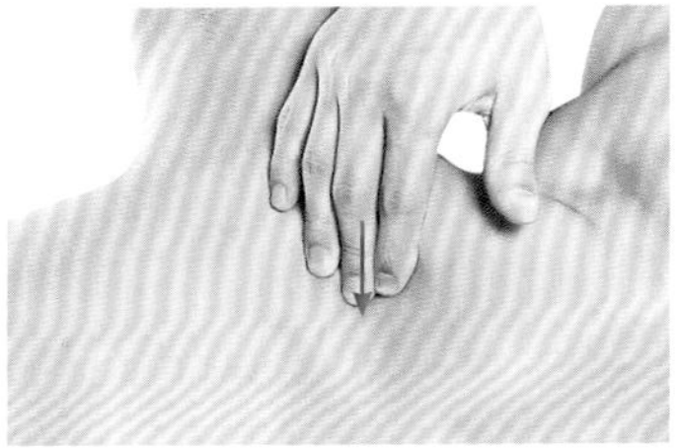

肺俞

将手抬起放于背后，用手指稍用力按压肺俞穴，停留片刻后放松，反复 5~6 下。同法按压对侧肺俞穴。每日 2 次。

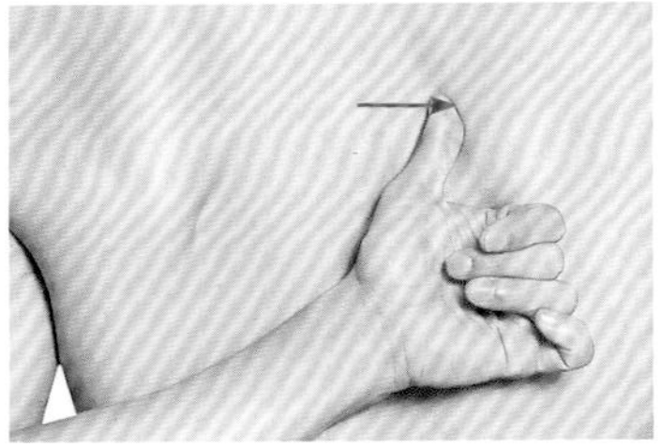

心俞

将手绕于背后，用拇指稍用力推按心俞穴，停留片刻后放松，反复 5~6 下。同法推按对侧心俞穴。每日 2 次。

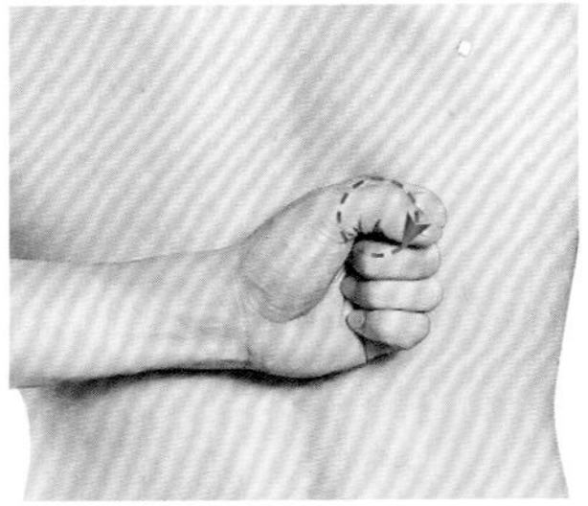

肝俞

一手握拳绕于背后，用掌指关节按揉肝俞穴 2 分钟，力度稍重。同法按揉对侧肝俞穴。每日 2 次。

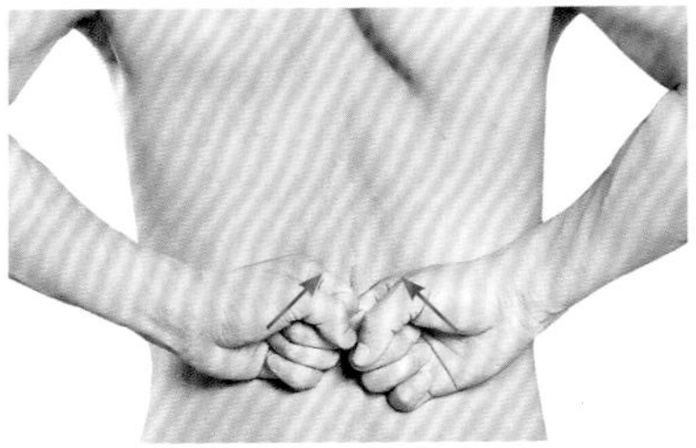

脾俞

双手握拳绕于背后，用掌指关节稍用力按压两侧脾俞穴，停留片刻后放松，反复 5~6 下。每日 2 次。

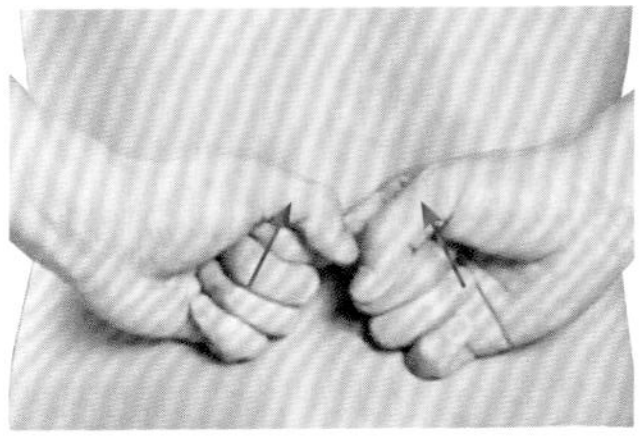

胃俞

两手握拳绕于背后，用掌指关节稍用力按压胃俞穴 2 分钟，停留片刻后放松，反复 5~6 下。同时按揉对侧胃俞穴每日 2 次。

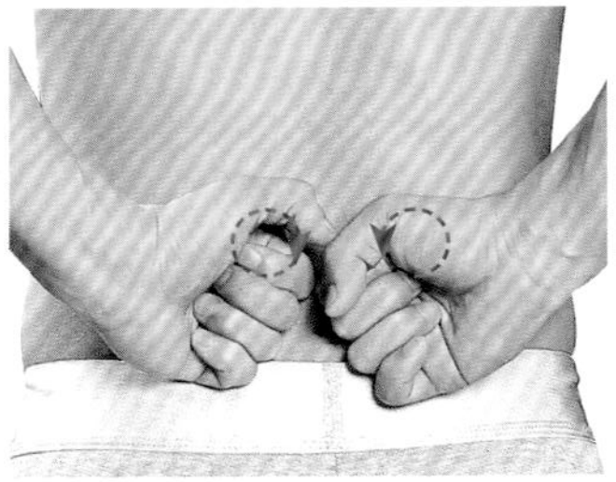

肾俞

双手握拳绕于背后，用掌指关节按揉两侧肾俞穴，力度稍重。每日 2 次。

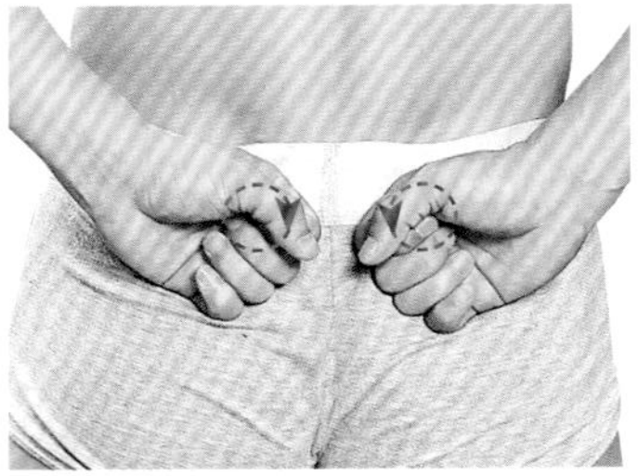

上髎

两手握拳绕于背后臀部，用掌指关节稍用力按揉两侧上髎穴 2 分钟。每日 2 次。

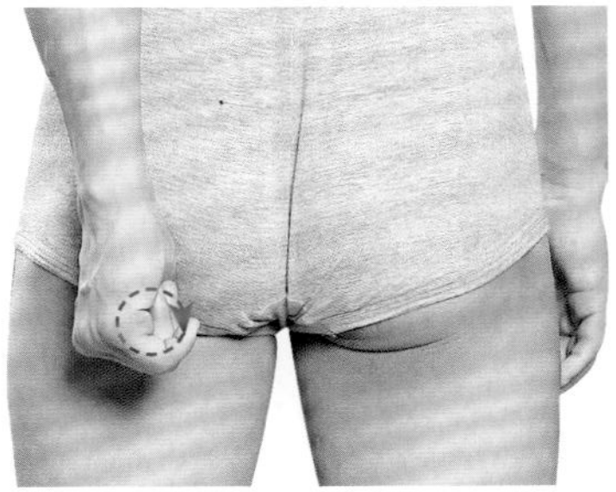

承扶

用拇指按揉承扶穴 2 分钟，力度稍重。同法按揉对侧承扶穴。每日 2 次。

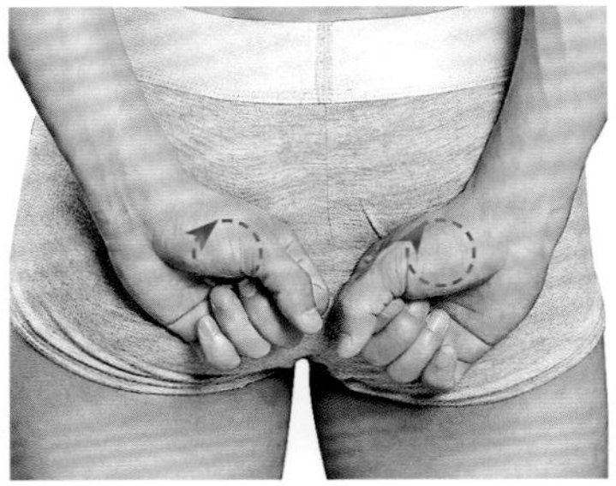

秩边

两手握拳绕于背后腰骶部，用掌指关节稍用力按揉两侧秩边穴 2 分钟。每日 2 次。

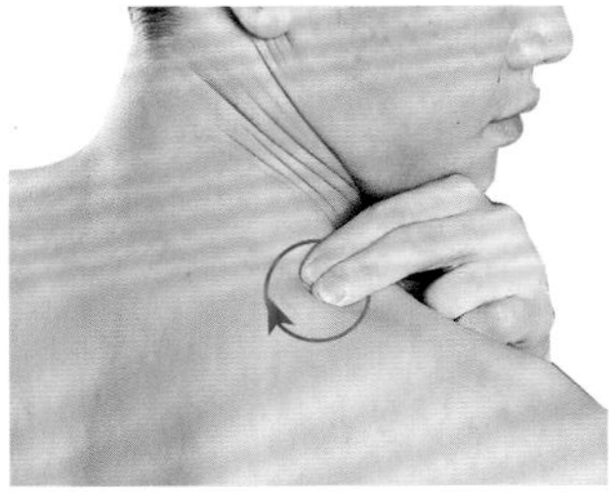

肩井

食、中二指并拢按揉肩井穴 2 分钟，力度稍重。同法按揉对侧肩井穴。每日 2 次。

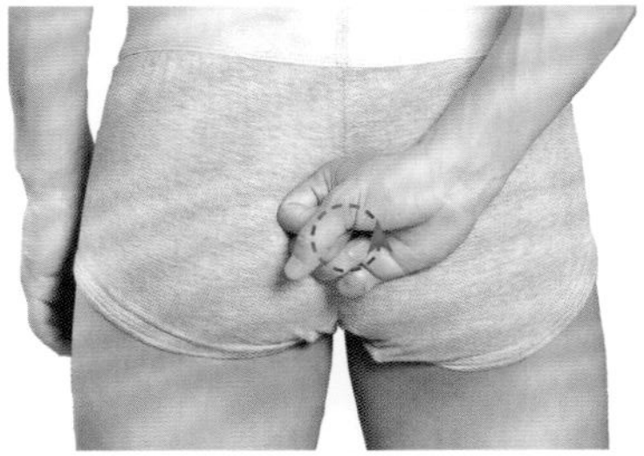

长强

手握拳绕于背后，用掌指关节按揉长强穴，力度稍重。每日 2 次。

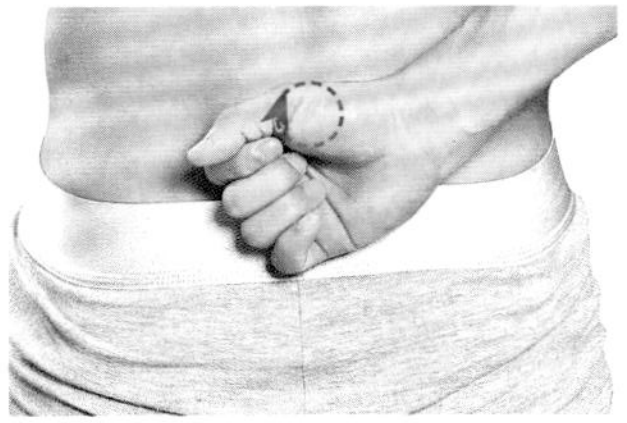

腰阳关

一手握拳绕于背后，用掌指关节稍用力按揉腰阳关穴 2 分钟。同法按揉对侧腰阳关穴。每日 2 次。

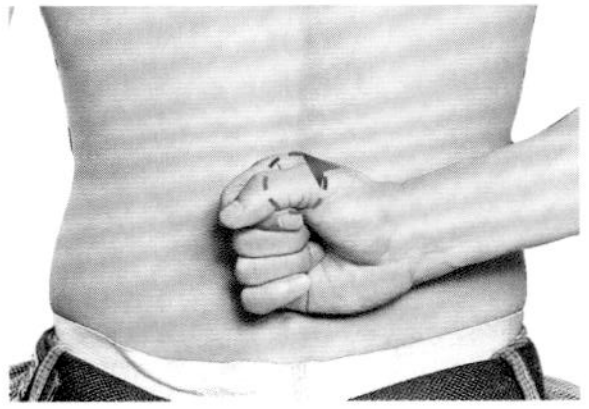

命门

一手握拳绕于背后，用掌指关节稍用力按揉命门穴 2 分钟。每日 2 次。

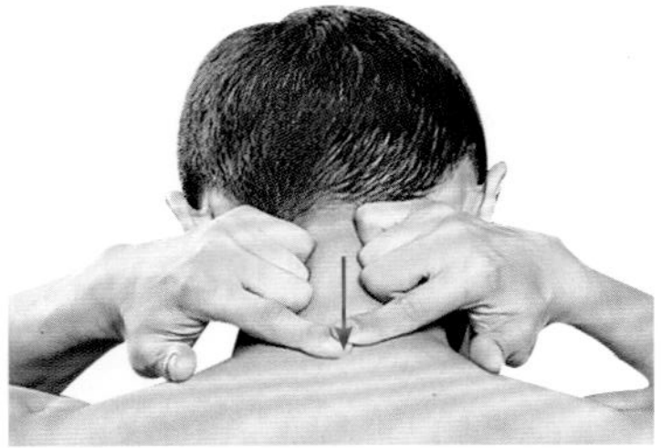

大椎

两手食指重叠用力按压大椎穴，停留片刻后放松，反复 5~6 下。每日 2 次。

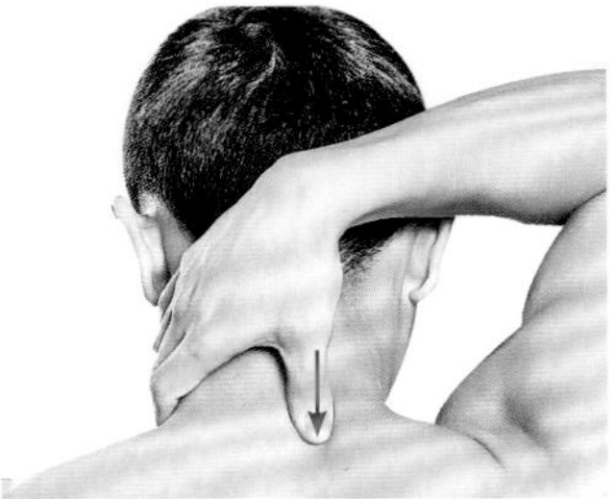

定喘

将手绕颈放于肩上，拇指稍用力按压定喘穴，停留片刻后放松，反复 5~6 下。同法按压对侧定喘穴。每日 2 次。

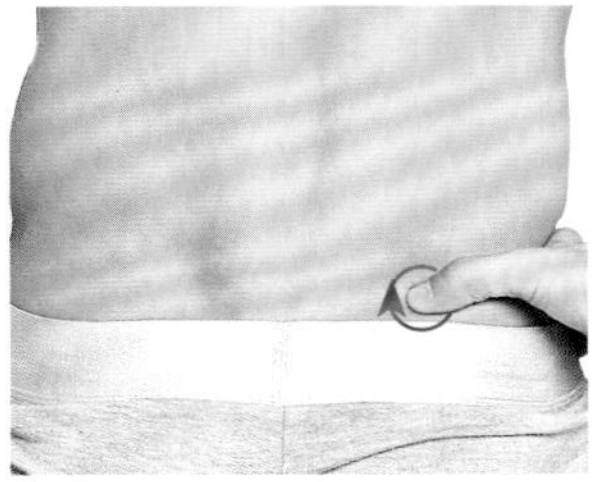

腰眼

用拇指稍用力按揉腰眼穴 2 分钟。同法按揉对侧腰眼穴。每日 2 次。

超速效 对症按摩

❶ 美颜祛痘

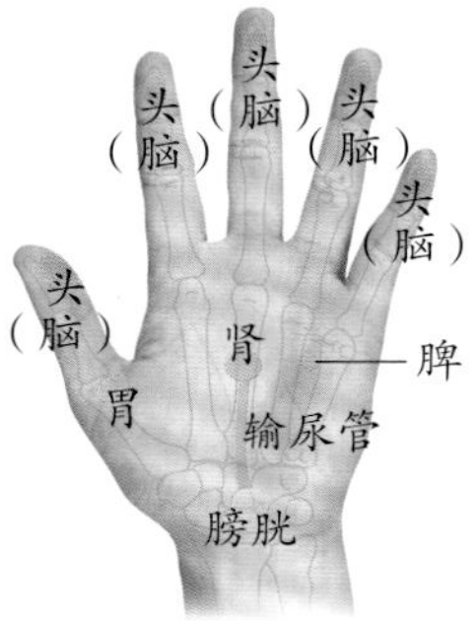

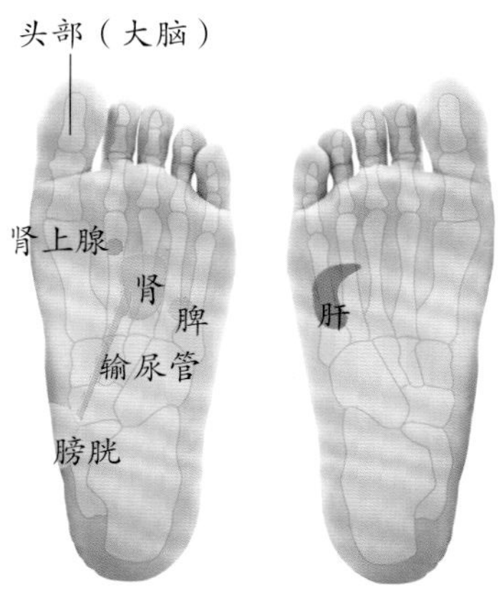

手部按摩

1. 点按脾、肾、胃反射区各2~3分钟，手法要由轻到重，再由重到轻，逐渐渗透。
2. 拇指指腹按揉输尿管、膀胱反射区各2~3分钟，每分钟50~80次。
3. 放松手部，拇指先轻轻按揉头（脑）反射区2~3分钟，再稍用力按此反射区，以局部有酸痛感为宜。

足部按摩

1. 泡脚至全脚放松后，按摩肾、输尿管、膀胱反射区各2分钟，以局部有热胀感为宜。
2. 用工具如铅笔点按头部（大脑）反射区30~50次，以局部有热胀感为宜。
3. 拇指从外向内推肝、脾反射区各10~20次，接着拇指由下至上推肾反射区10~20次。
4. 按摩肾上腺反射区3~5分钟，以局部有热胀感为宜。

❷ 美白去皱

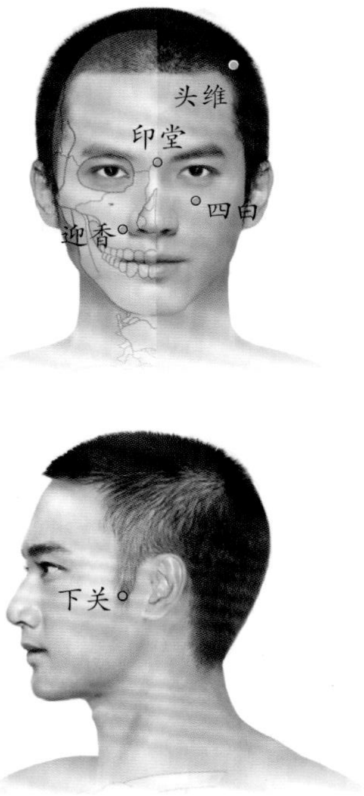

头面部按摩

1. 按揉头维、印堂穴各30次，手法宜轻。
2. 按揉迎香、四白、下关穴各30次，手法宜轻。
3. 双手合掌，用拇指及大鱼际从额头正中向两侧轻轻按摩，缓慢来回做3次。

足部按摩

1. 拇指指腹从趾尖向趾根方向推头部（大脑）反射区，以局部有热胀感为宜。
2. 泡脚至全脚放松后，按摩输尿管、膀胱、尿道·阴道反射区，以局部有酸胀感为宜。
3. 拇指推压肾、肝、脾反射区各20~30次，再次放松全足结束按摩，使按摩后身体的代谢废物及时排出体外。

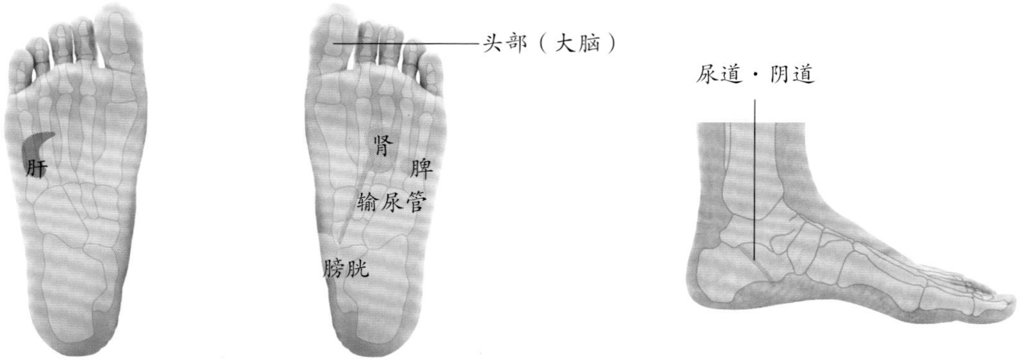

3 乌发固脱

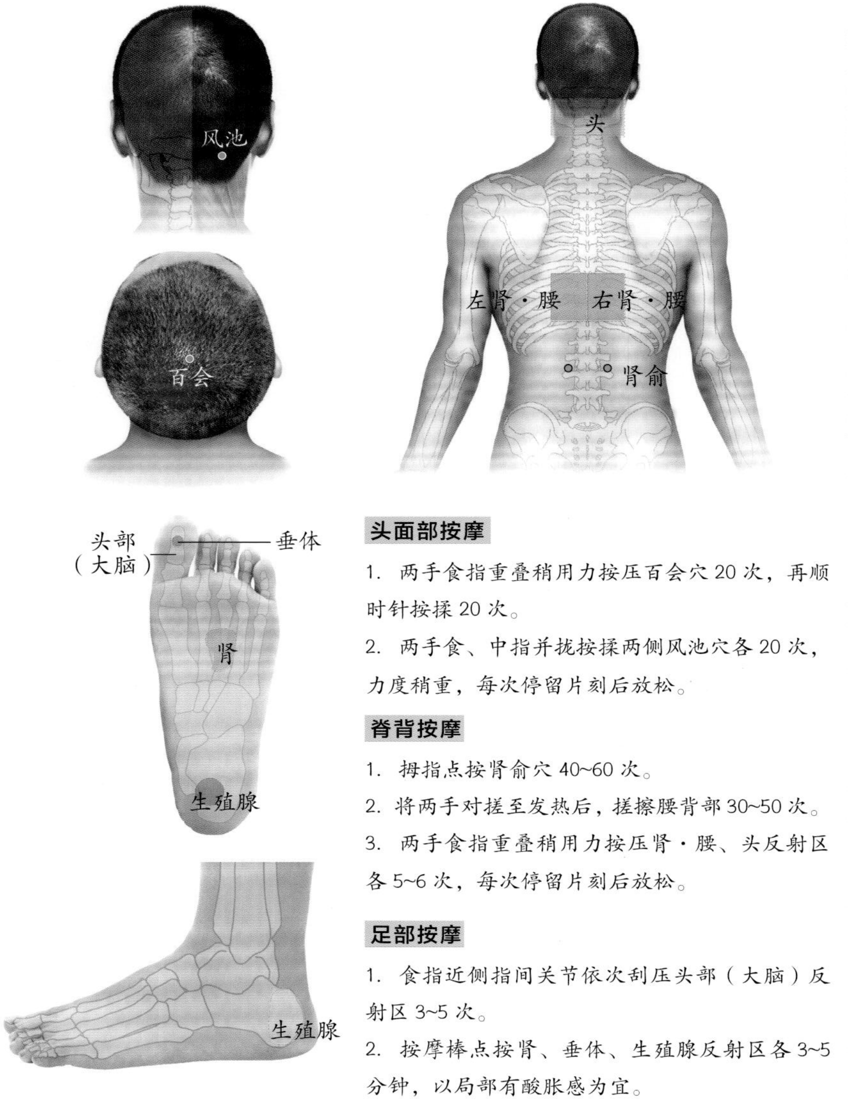

头面部按摩

1. 两手食指重叠稍用力按压百会穴 20 次，再顺时针按揉 20 次。
2. 两手食、中指并拢按揉两侧风池穴各 20 次，力度稍重，每次停留片刻后放松。

脊背按摩

1. 拇指点按肾俞穴 40~60 次。
2. 将两手对搓至发热后，搓擦腰背部 30~50 次。
3. 两手食指重叠稍用力按压肾·腰、头反射区各 5~6 次，每次停留片刻后放松。

足部按摩

1. 食指近侧指间关节依次刮压头部（大脑）反射区 3~5 次。
2. 按摩棒点按肾、垂体、生殖腺反射区各 3~5 分钟，以局部有酸胀感为宜。

4 缓解眼疲劳

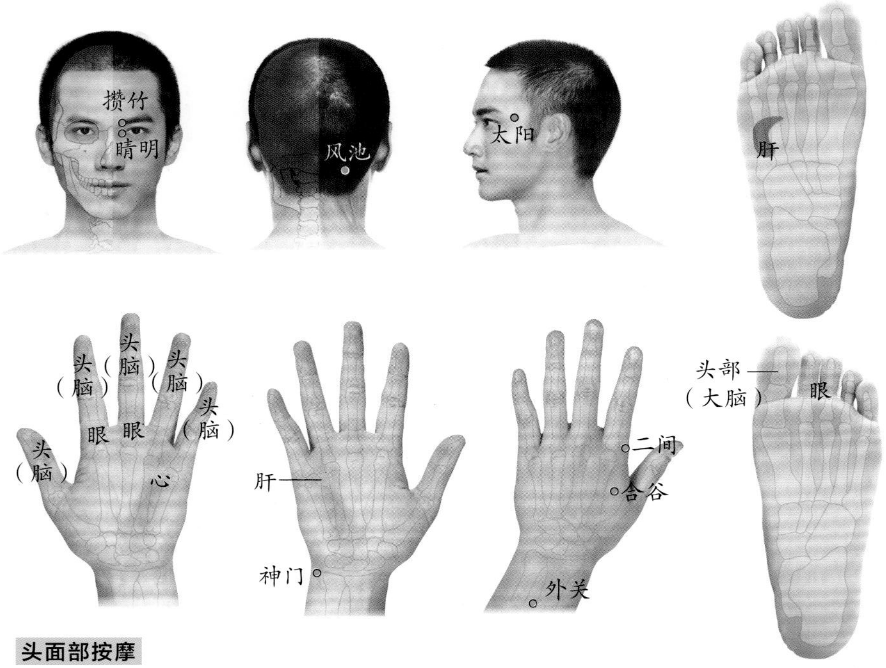

头面部按摩

1. 双手食指近侧指间关节分别按揉双侧睛明穴各 3~5 分钟。
2. 双手拇指指腹分别按揉双侧攒竹、太阳穴各 3~5 分钟。
3. 双手分别强压双侧风池穴 3~5 分钟。

手部按摩

1. 食指近侧指间关节按揉眼反射区 2~3 分钟，用力均匀，力度适中。
2. 放松手部，拇指轻轻按揉头（脑）、心、肝反射区，以局部有酸痛感为宜。
3. 点按合谷、外关、神门、二间穴，以被按摩者耐受为度。

足部按摩

1. 用工具如铅笔点按眼反射区 30~50 次。
2. 按摩头部（大脑）、肝反射区各 3~5 分钟。

5 缓解压力

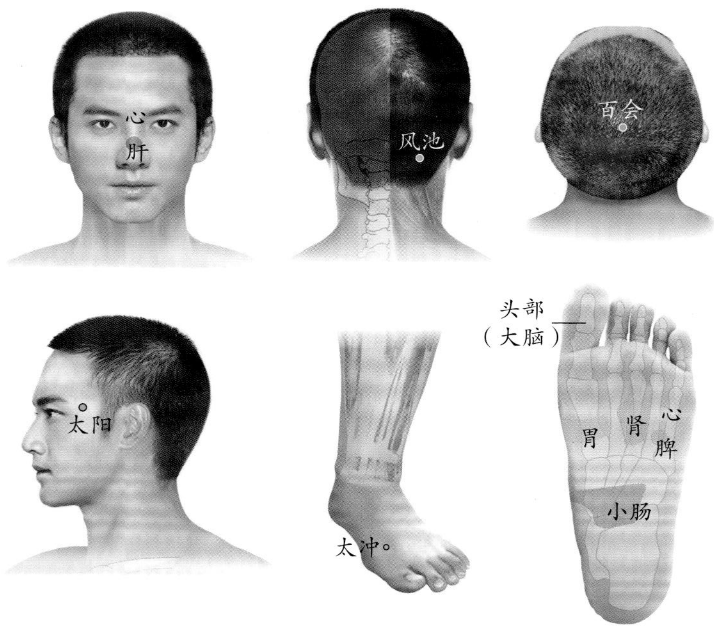

头面部按摩

1. 两手食指重叠稍用力按压心、肝反射区，反复 5~6 次，每次停留片刻后放松。
2. 两手食指指腹稍用力按压两侧太阳、百会穴各 2 分钟，力度稍重。同法按压对侧。
3. 两手食、中指并拢分别按揉两侧风池穴，力度稍重，每次停留片刻后放松。

足部按摩

1. 食指近侧指间关节刮压头部（大脑）、心、肾反射区 2~3 分钟。
2. 食指桡侧缘刮小肠、脾、胃反射区各 5 分钟。
3. 泡脚至全脚放松后，掐按太冲穴 5~6 次，以局部有酸胀感为宜。

6 益智健脑

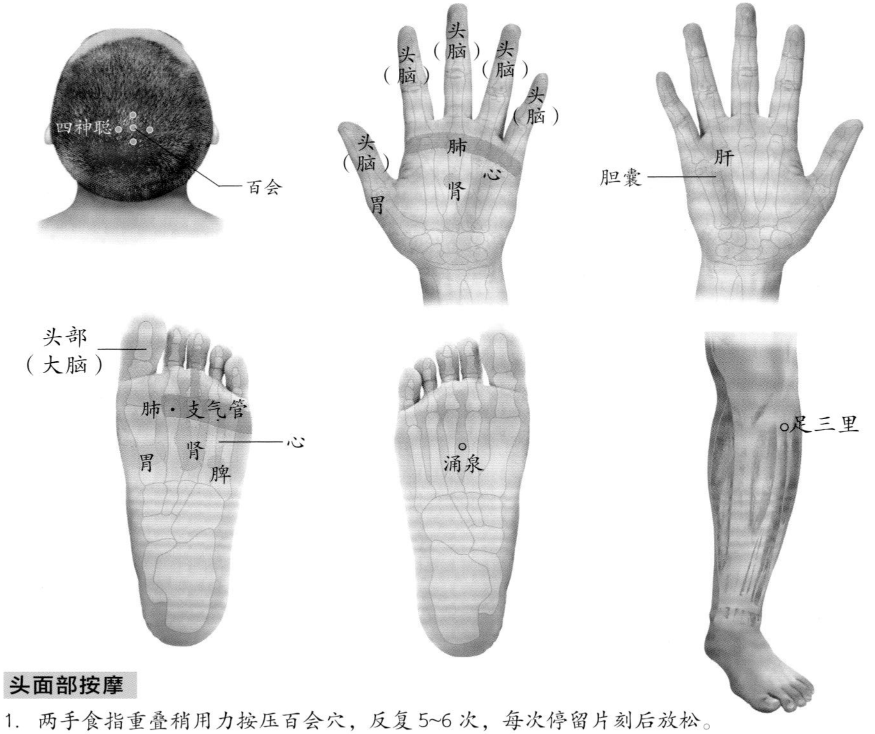

头面部按摩

1. 两手食指重叠稍用力按压百会穴，反复 5~6 次，每次停留片刻后放松。
2. 两手拇指指腹按压四神聪穴 1 分钟，力度稍重。

手部按摩

1. 左右手相互捻指，每指捻动 5 次。
2. 食指近侧指间关节点按头（脑）、心、肺反射区，力度适中，以局部有轻度胀痛为宜。
3. 点按胃、肝、胆囊、肾反射区，力度以被按摩者耐受为度。

足部按摩

1. 泡脚至全脚放松后，按摩头部（大脑）、心、肺・支气管反射区，以局部有酸胀感为宜。
2. 拇指或牙签束点按脾、胃反射区各 30~50 次，以局部有轻微胀痛为宜。
3. 拇指推压肾反射区 20~30 次，再次放松全足结束按摩，使按摩后身体的代谢废物及时排出体外。
4. 按揉涌泉、足三里穴各 2 分钟，力度稍重，反复 5~6 次，每次停留片刻后放松。

7 增强免疫力

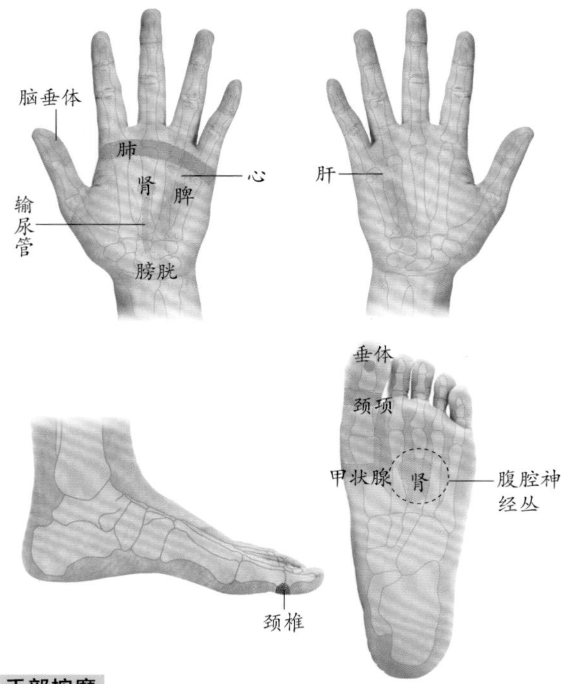

手部按摩

1. 推按肾、膀胱、输尿管反射区各 20~30 次，以局部有轻度胀痛为宜。
2. 拇指指腹按揉心、肝、肺、垂体、脾反射区各 20~30 次，力度以被按摩者能耐受为度。

足部按摩

1. 食指近侧指间关节推压甲状腺、腹腔神经丛反射区各 10 次，以局部有酸胀感为宜。
2. 拇指指腹按揉垂体、肾反射区各 20 次。
3. 食指、中指近侧指间关节推压颈椎、颈项反射区各 10 分钟，每分钟 20~40 次。

8 感冒

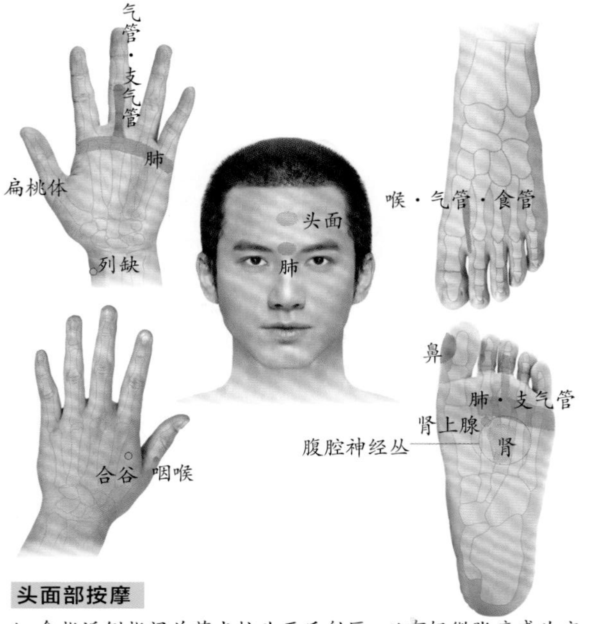

头面部按摩

1. 食指近侧指间关节点按头面反射区，以有轻微胀痛感为宜。
2. 拇指指腹强压肺反射区。

手部按摩

1. 拇指指腹按揉咽喉、扁桃体、气管·支气管、肺反射区各 20~30 次，以局部有轻度胀痛为宜。
2. 推按肺反射区 20~30 次，以局部有轻度胀痛为宜。
3. 拇指按揉列缺、合谷穴各 3 分钟，力度稍重，每分钟 60 下。同法按揉对侧。

足部按摩

1. 泡脚至全脚放松后操作，按摩喉·气管·食管反射区 2 分钟，以局部有酸胀感为宜。
2. 食指桡侧缘刮肺·支气管、鼻反射区各 5 分钟，以局部有酸麻胀感为宜。
3. 食指指间关节刮压肾上腺、腹腔神经丛、肾反射区，反复操作 3~5 分钟。

9 中暑

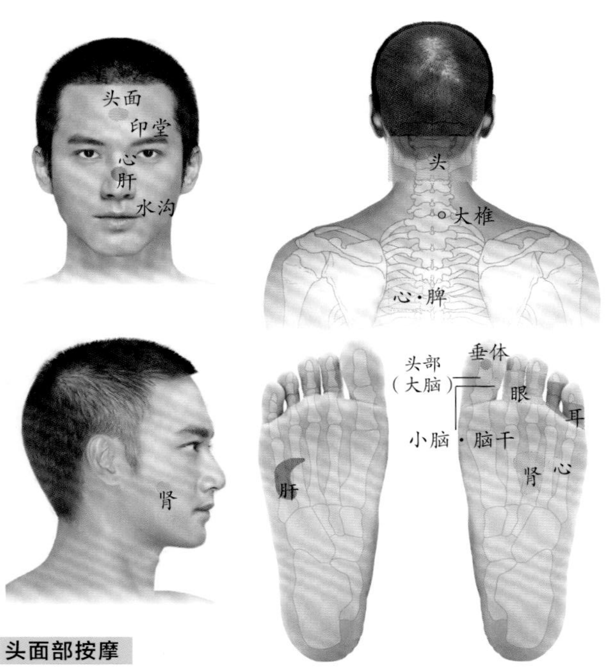

头面部按摩

1. 推压印堂穴数次。
2. 若有昏厥现象，快速重力掐压水沟穴。
3. 棒针点按头面、心、肝、肾反射区 3~6 分钟，以局部有轻痛感为宜。

脊背按摩

1. 掐压大椎穴 1~3 分钟，以局部皮肤呈现紫斑为度，酌情用力。
2. 拇指指腹点按头、心·脾反射区各 3 分钟，宜有节奏、用力均匀、力度适中。

足部按摩

1. 食指近侧指间关节点按心、肝、肾反射区各 5 分钟，用力均匀，力度适中。
2. 点按小脑·脑干、垂体、头部（大脑）、耳、眼反射区，力度以被按摩者耐受为度，以局部有酸胀感为宜。

10 发热

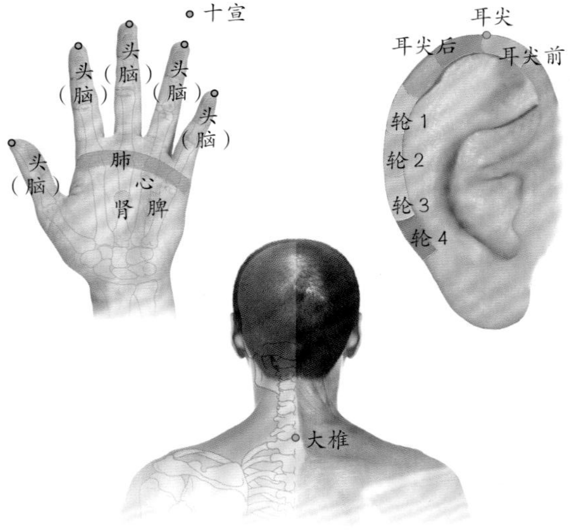

脊背按摩

两手食指重叠用力按压大椎穴，每次停留片刻后放松，重复 5~6 次。

耳部按摩

1. 拇指按摩耳尖前、耳尖、耳尖后反射区 3~5 分钟，每分钟 50~100 次，手法要由轻到重，再由重到轻，逐渐渗透。
2. 按摩棒点按轮 1、轮 2、轮 3、轮 4 反射区各 30~50 次，以局部有轻痛感为宜，切忌用力过度。

手部按摩

1. 拇指或牙签束点按头（脑）反射区 30~50 次，以局部有轻微胀痛为宜。
2. 拇指指腹按揉心、肺、脾、肾反射区各 20 次，以被按摩者能耐受为度。
3. 拇指指甲掐按十宣穴 30 下，掐后再按揉 30 下，力度稍重。

11 咳嗽

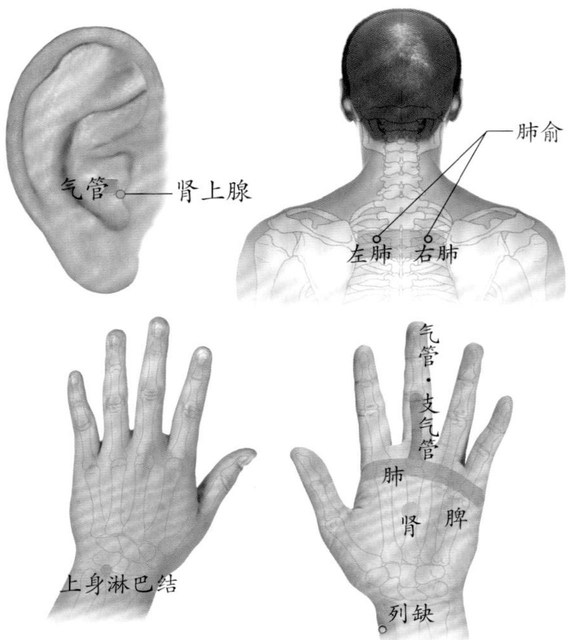

耳部按摩

按摩棒推气管、肾上腺反射区各 5 分钟，每分钟 90 次。

脊背按摩

1. 手指用力按压肺俞穴，每次停留片刻后放松，重复 5~6 次。同法按揉对侧肺俞穴。
2. 拇指指腹点按肺反射区 3 分钟，做到有节奏、用力均匀、力度适中。

手部按摩

1. 拇指或牙签束点按肺、脾、肾反射区各 3~5 次，以局部有轻微胀痛为宜。
2. 食指近侧指间关节点按气管·支气管、上身淋巴结反射区，各连续点按 5~10 次。
3. 拇指指腹用力按压列缺穴 2 分钟。同法按揉对侧。

12 哮喘

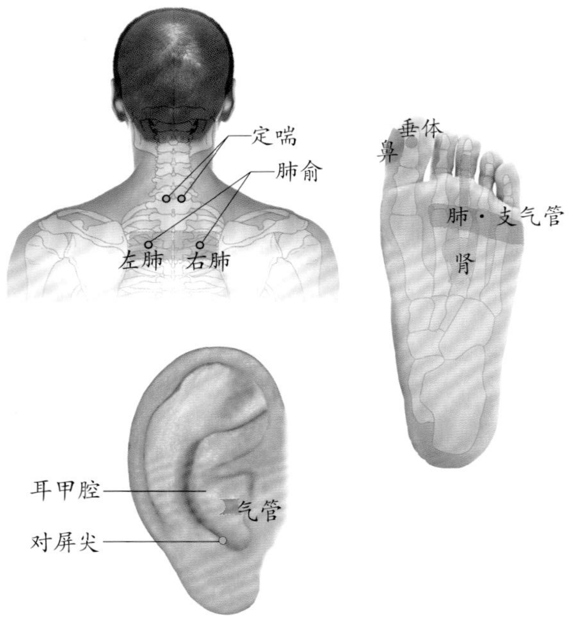

耳部按摩

1. 按摩棒揉气管、对屏尖反射区各 5 分钟，每分钟 90 次。
2. 食指指腹按揉耳甲腔部 5 分钟，每分钟 60 次。

脊背按摩

1. 拇指指腹按揉肺反射区，以局部有热胀感为宜。
2. 食指、中指重叠按压肺俞、定喘穴，重复 7~8 下。同法按揉对侧穴位。

足部按摩

1. 食指近侧指间关节点按肺·支气管、鼻反射区各 2~3 分钟，用力均匀，力度适中。
2. 拇指指腹按压肾、垂体反射区，以局部有轻度酸胀感为宜。

13 胃痛

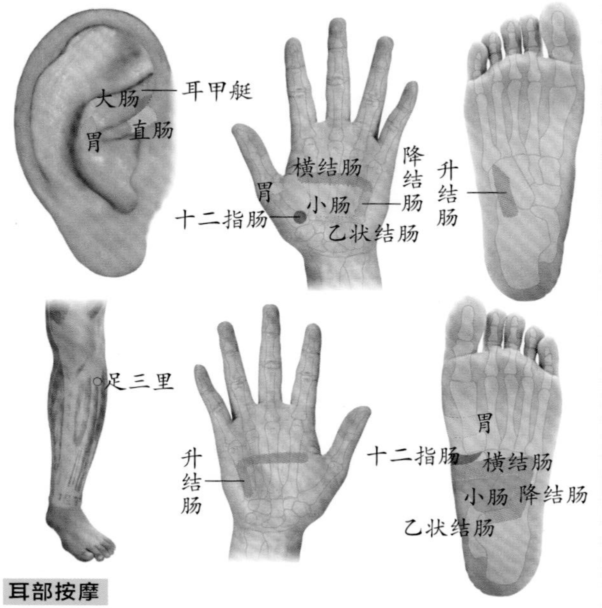

耳部按摩

1. 按摩棒推大肠、胃反射区各 5 分钟，每分钟 90 次。
2. 拇指按揉直肠反射区 5 分钟，每分钟 75 次。
3. 指揉耳甲艇部 5 分钟，每分钟 75 次。

手部按摩

1. 食指、中指近侧指间关节推压胃反射区各 1 分钟，每分钟 20~40 次。
2. 拇指指腹按揉十二指肠反射区 2 分钟，以被按摩者能耐受为度。
3. 拳刮小肠反射区 2 分钟。
4. 拇指推升结肠、横结肠、降结肠、乙状结肠反射区各 1 分钟。

足部按摩

1. 用拇指或牙签束点按胃、十二指肠反射区各 30~50 次，以局部有轻微胀痛为宜。
2. 用食指近侧指间关节点按升结肠、横结肠、降结肠、乙状结肠、小肠反射区，各连续点按 5~10 次。
3. 以拇指强压足三里 3~5 分钟，每分钟 60 次。

14 消化不良

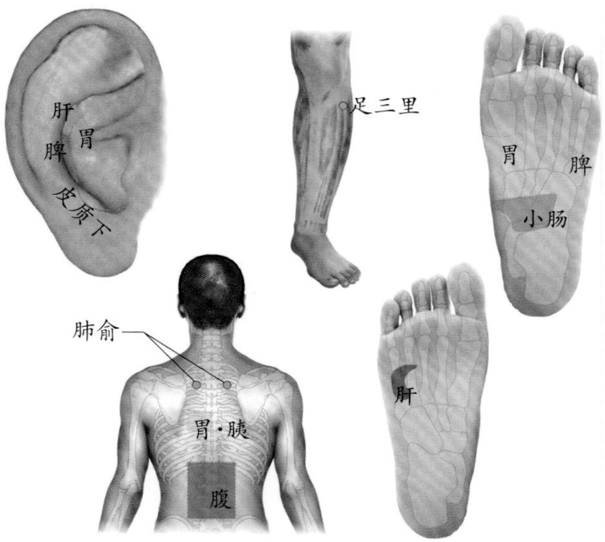

耳部按摩

1. 按摩棒点按胃、肝穴各 4 分钟，每分钟 90 次。
2. 食指按压脾、皮质下穴各 4 分钟，每分钟 90 次。

脊背按摩

1. 两手绕拳于背后，用关节处稍微用力按压两侧肺俞穴各 2 分钟，每次停留片刻后放松，重复 5~6 次。
2. 拇指指腹推按胃·胰、腹反射区，以局部有热胀感为宜。

足部按摩

1. 食指推压胃反射区 10~20 次。
2. 推按肝、脾、小肠反射区各 3~5 分钟，以局部有轻度胀痛为宜。
3. 拇指按揉足三里穴 2 分钟，力度稍重。同法按揉对侧足三里穴。

15 腹泻

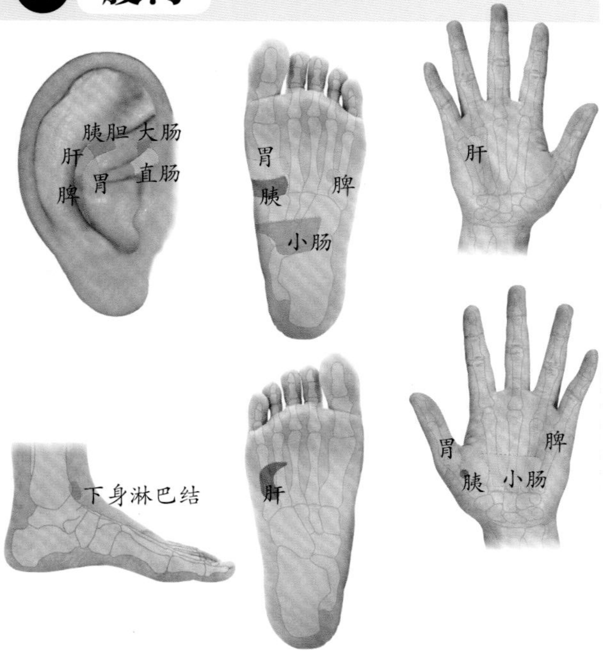

耳部按摩

1. 拇指指间关节轻轻揉压胃、胰胆、肝反射区。
2. 指甲刮直肠反射区 5 分钟，酌情用力，使局部皮肤潮红。
3. 按摩棒推大肠、脾反射区各 5~6 分钟，每分钟 90 次。

手部按摩

1. 食指近侧指间关节点按胃、胰、肝、脾反射区，胃反射区可以用双食指按压法。
2. 食指近侧指间关节点按小肠反射区，然后再用拳背叩击此反射区 2~3 分钟。

足部按摩

1. 拇指点按胃、胰、肝、脾反射区，力度以被按摩者耐受为度，以局部有酸胀为宜。
2. 拇指或牙签束点按小肠、下身淋巴结反射区。

16 便秘

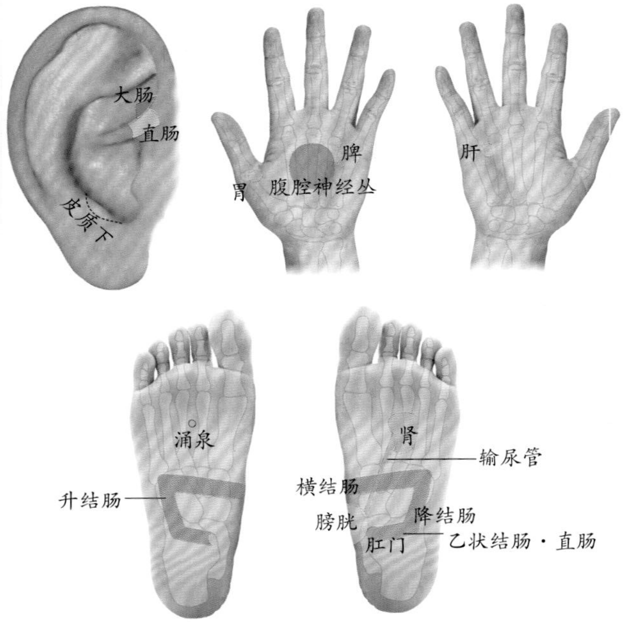

耳部按摩

1. 按摩棒轻按直肠反射区 5 分钟，配合腹式呼吸，尽量延长呼与吸时间，减少呼吸次数。
2. 食指指腹按揉大肠、皮质下反射区各 5 分钟，每分钟 60 次。

手部按摩

拇指指腹点按胃、肝、脾反射区各 3~5 分钟，然后按揉腹腔神经丛反射区 2~3 分钟。

足部按摩

1. 拇指推升结肠、横结肠、降结肠、乙状结肠・直肠反射区。
2. 拇指推肛门反射区，老年人可加按肾、膀胱、输尿管反射区。
3. 食指按揉涌泉穴 3~5 分钟。

17 糖尿病

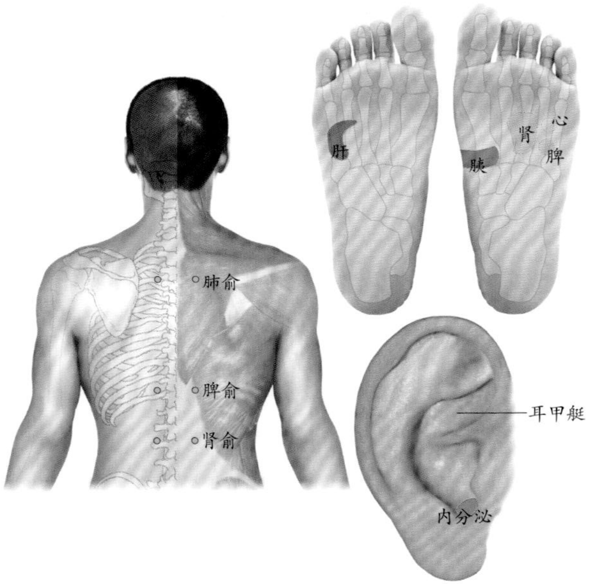

耳部按摩

1. 按摩棒按揉内分泌反射区 6 分钟，每分钟 90 次。
2. 拇指指腹稍用力按揉耳甲艇部 6 分钟，每分钟 60~70 次。

脊背按摩

1. 两手握拳置于背后，用关节处稍微用力分别按压两侧肾俞、脾俞穴各 2 分钟，每次停留片刻后放松，重复 5~6 次。
2. 将手抬起放于背后，用手指指腹稍用力按压肺俞穴，每次停留片刻后放松，重复 5~6 次。同法按揉对侧肺俞穴。

足部按摩

1. 拇指指腹点按肝、胰、脾反射区，力度以被按摩者耐受为度，以局部有酸胀感为宜。
2. 食指近侧指间关节分别点按肾、心反射区，动作均匀连贯，连续点按 5~10 次，持续 3 分钟。
3. 循序渐进按摩足拇趾内侧，使趾内侧到趾尖处硬块或条索状物逐渐变柔软至散开。

18 高血压

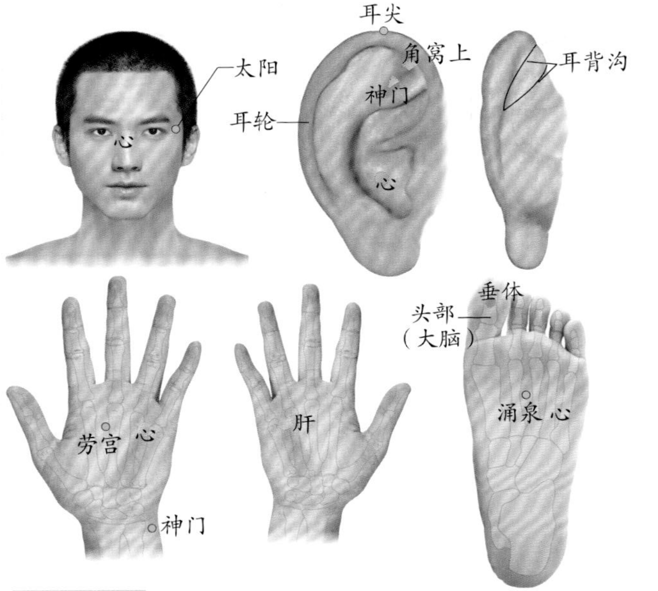

头面部按摩

1. 两手拇指勾揉两侧太阳穴 2 分钟，力度适中。
2. 食指近侧指间关节点按心反射区 2~3 分钟，力度适中，以局部有轻度胀痛为宜。

耳部按摩

1. 手指搓擦心、角窝上、神门反射区各 30 次，以有透热感为度。
2. 拇指轻推耳背沟、耳尖反射区各 6 分钟，每分钟 90 次。
3. 捻耳轮部 6 分钟，每分钟 90 次，重点捻耳尖。
4. 掌擦耳背部 3 分钟，酌情用力，每分钟 120 次。

手部按摩

1. 点按肝、心反射区 1~2 分钟。
2. 拇指指腹用力按压劳宫、神门穴，每次停留片刻后放松，重复 5~6 次。同法按揉对侧劳宫、神门穴。

足部按摩

1. 推按头部（大脑）、垂体反射区各 20~30 次，以局部有轻度胀痛为宜。
2. 食指近侧指间关节刮压心反射区 2~3 分钟，力度由轻到重，不可过重。
3. 拇指指尖掐揉涌泉穴，力度稍重，同法按揉对侧涌泉穴。

19 冠心病

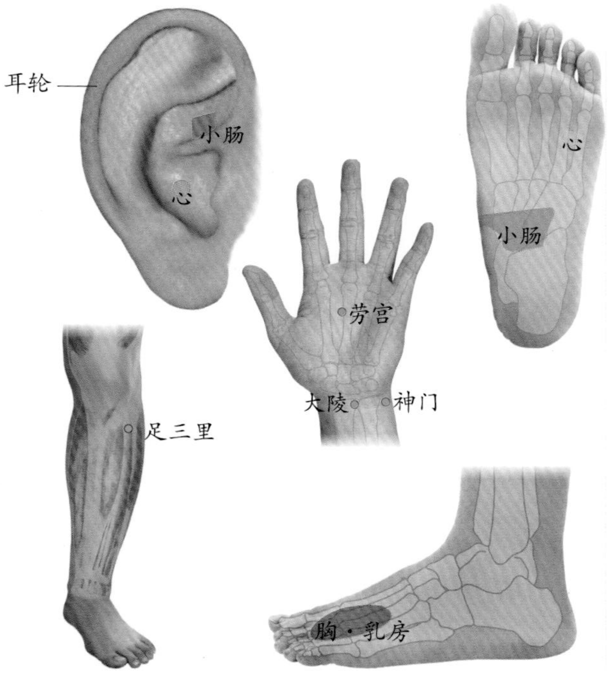

耳部按摩

1. 指推心、小肠反射区各 3 分钟，每分钟 60 次。
2. 指擦耳背部 3 分钟，酌情用力，每分钟 120 次。
3. 捻耳轮部 3 分钟，每分钟 60 次。

手部按摩

1. 轻揉劳宫穴 3~5 分钟，每分钟 90 次。
2. 重按大陵穴 3~5 分钟，每分钟 60 次。若有心悸，可加按神门穴。

足部按摩

1. 食指近侧指间关节依次刮压心、小肠、胸·乳房反射区各 30 次。
2. 双手拇指指尖放在一侧足三里穴上，其余四指置于小腿后侧，拇指适当用力掐按 1~2 分钟。同法按揉对侧足三里穴。

20 高脂血症

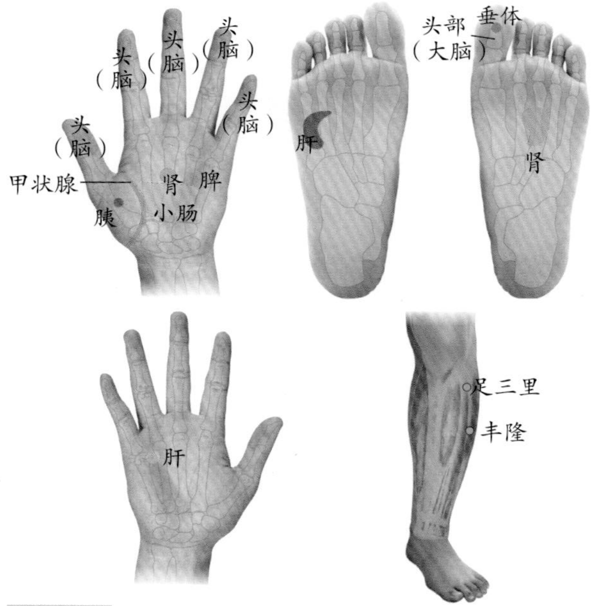

手部按摩

1. 食指近侧指间关节刮压头（脑）、胰、甲状腺反射区各 2~3 分钟。
2. 食指桡侧缘刮肾、肝、脾反射区各 3~5 次，以局部有酸麻胀感为宜。
3. 揉掐或推按小肠反射区 20~30 次，力度适中。

足部按摩

1. 泡脚至全脚放松后操作，按摩头部（大脑）、垂体反射区，以局部有热胀感为宜。
2. 食指近侧指间关节依次压刮肾、肝反射区各 3~5 次。
3. 拇指指腹按揉丰隆穴 2 分钟，力度稍重，同法按揉对侧丰隆穴。
4. 拇指按压足三里穴 2 分钟，每分钟 60 次，同法按压对侧足三里穴。

21 心律失常

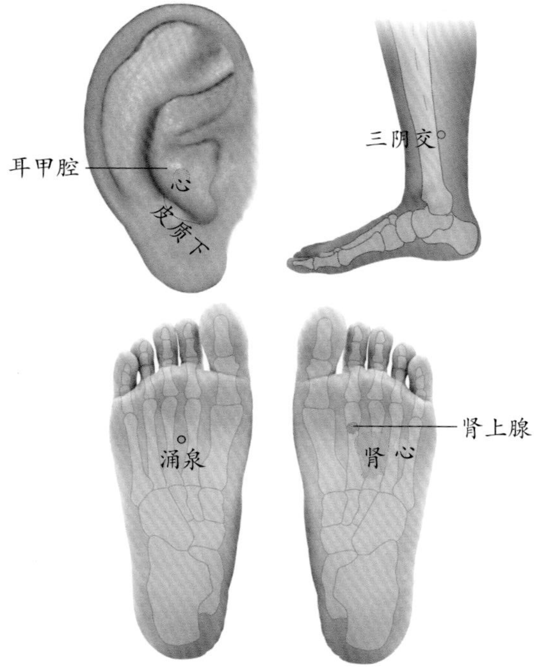

耳部按摩

1. 食指近侧指间关节点按心反射区 6 分钟，指力适中，被按摩者配合深度呼吸。
2. 指甲轻刮皮质下反射区 3 分钟，每分钟 60 次，以局部微痛、微红为宜。
3. 指腹轻按耳甲腔部 5 分钟，每分钟 60 次。

足部按摩

1. 手掌重擦足底，食指点揉足部心、肾、肾上腺反射区。
2. 拇指指腹稍微用力按压三阴交穴 2 分钟，每次停留片刻后放松，重复 5~6 次。
3. 按摩棒点按涌泉穴，力达深部。

22 中风后遗症

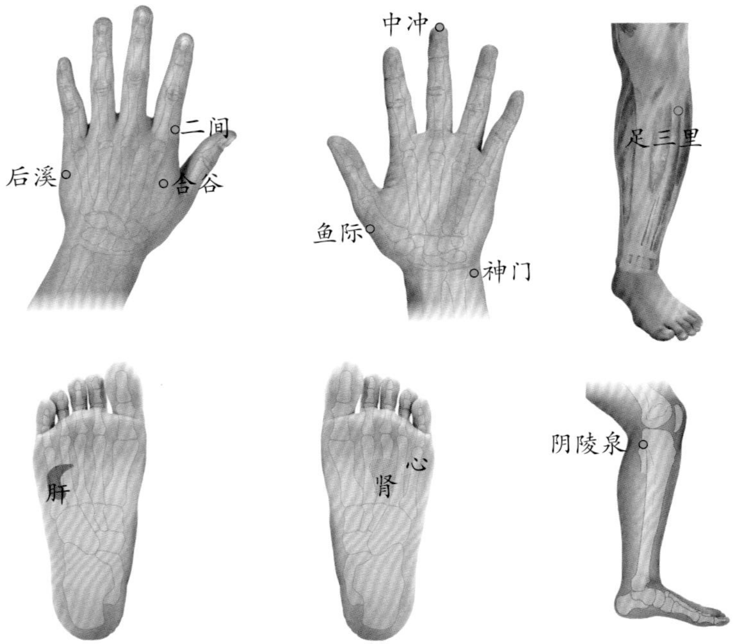

手部按摩

1. 按合谷穴，直至有酸胀和麻痛感为止。
2. 若有头晕目眩症状，加按后溪、二间、神门穴各 2 分钟。
3. 有失语症状，掐按鱼际穴，点按中冲穴。

足部按摩

1. 食指尺侧缘刮肾、肝反射区 5 分钟，以局部有酸麻胀感为宜。
2. 手指擦足部的心反射区。
3. 拇指指腹重压足三里、阴陵泉穴各 2 分钟。

23 胆囊炎

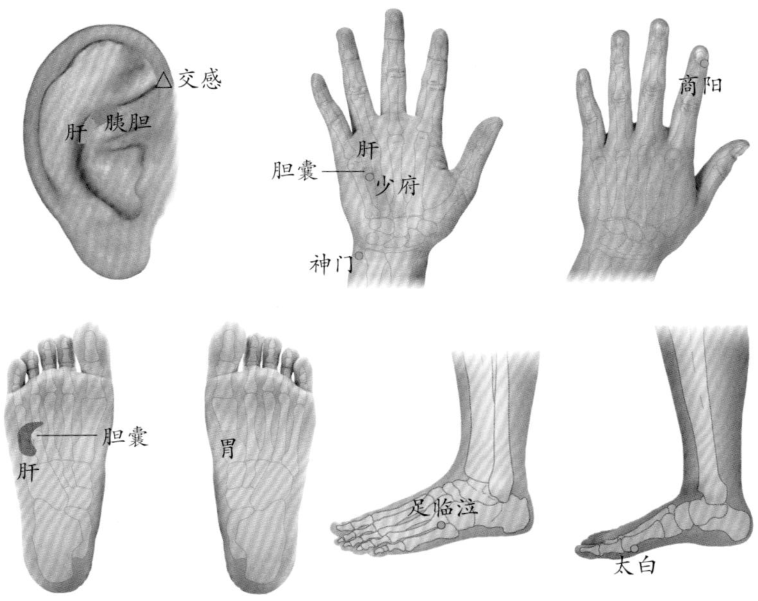

耳部按摩

1. 按摩棒推肝、胰胆反射区各 5 分钟，每分钟 20 次。
2. 食指轻压交感反射区 6 分钟，以压耳时感轻微刺痛、胀、耳郭灼热为宜。

手部按摩

1. 点按商阳穴，每次停留片刻后放松，重复 5~6 次。同法按揉对侧商阳穴。
2. 伴有胸胁头痛，可加按少府、神门穴。
3. 点按肝、胆囊反射区 30~50 次，力度适中。

足部按摩

1. 持续有力地点按足临泣、太白穴。
2. 揉擦或按压足部肝、胆囊、胃反射区各 3 分钟。

24 面瘫

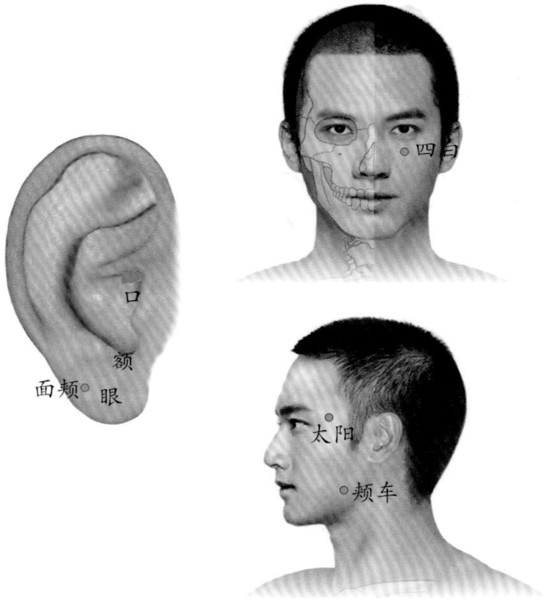

头面部按摩

1. 双手拇指按揉双侧太阳穴 2 分钟，力度适中。
2. 双手食指按压两侧四白穴，每次停留片刻后放松，重复 5~6 次。
3. 拇指指腹按压两侧颊车穴，力度适宜，每次停留片刻后放松，重复 5~6 次。

耳部按摩

1. 按摩棒揉眼、面颊反射区各 3 分钟，每分钟 90 次。
2. 三指拿耳垂部反射区 3 分钟，每分钟 90 次。
3. 将王不留行籽贴附于口、额反射区，每天按揉数次。

25 头痛

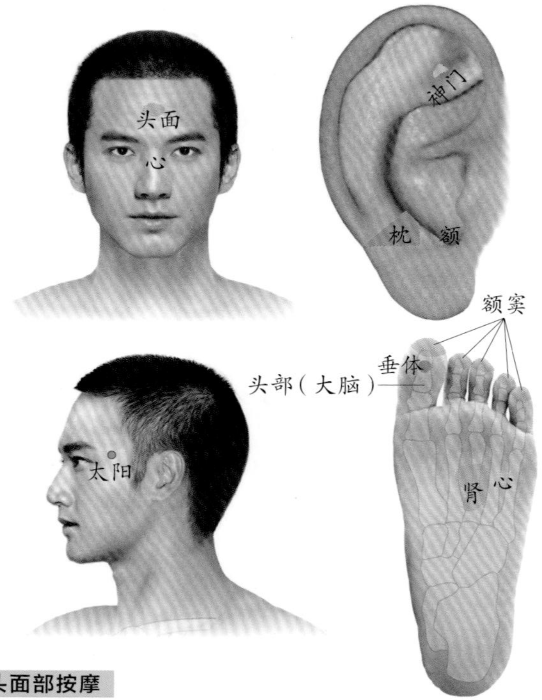

头面部按摩

1. 拇指指腹按揉太阳穴 3 分钟，每分钟 60 次。
2. 揉掐或推按头面、心反射区各 20~30 次，推按速度每分钟 20~40 次。

耳部按摩

1. 按摩棒推神门反射区 5 分钟，每分钟 90 次。
2. 食指近侧指间关节刮压额、枕反射区，反复操作 2~3 分钟。

足部按摩

1. 食指近侧指间关节点按垂体、肾、心反射区各 5 分钟，用力均匀，力度适中。
2. 拇指点按头部（大脑）、额窦反射区，力度以被按摩者耐受为度，以局部有酸胀感为宜。

26 失眠多梦

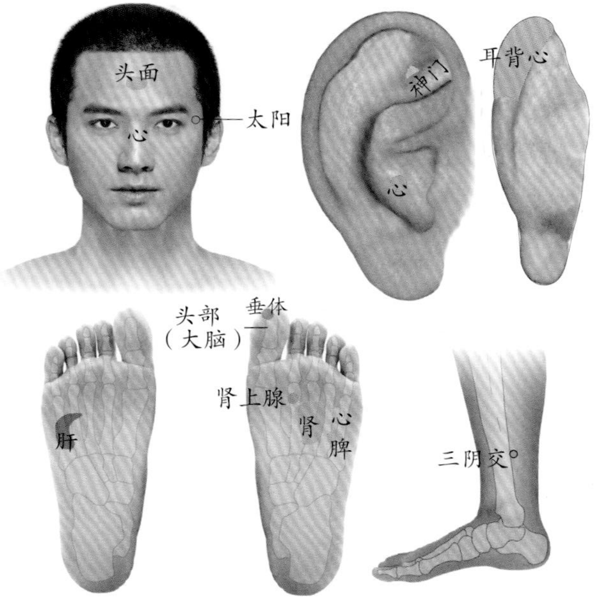

头面部按摩

1. 食指近侧指间关节点按头面、心反射区各 2~3 分钟，力度适中，以局部有轻度胀痛为宜。
2. 拇指指腹按揉太阳穴，力度以被按摩者耐受为度，以局部有轻度胀痛为宜。

耳部按摩

1. 按摩棒揉神门反射区 5 分钟，用力宜轻，每分钟 120 次。
2. 指振心反射区 3 分钟，每分钟 240 次。
3. 揉捏耳背心反射区 5 分钟，每分钟 90 次。

足部按摩

1. 拇指指腹推三阴交穴 4 分钟，用力稍重，每分钟 60 次。
2. 泡脚至全脚放松后操作，按摩头部（大脑）、垂体、肾、心反射区，以局部有酸胀感为宜。
3. 拇指压肝、脾、肾上腺反射区各 20 次，再次放松全足结束按摩。

27 慢性咽炎

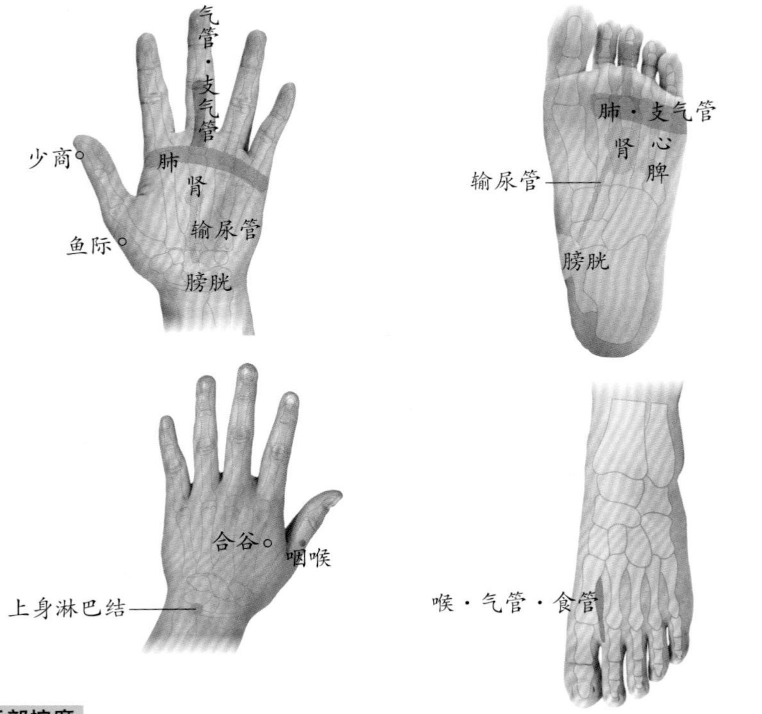

手部按摩

1. 放松手部，拇指轻轻按揉咽喉、气管·支气管、上身淋巴结反射区，以局部有酸痛感为宜。
2. 点按肺、肾、输尿管、膀胱反射区，力度以被按摩者耐受为度。
3. 食指近侧指间关节点按少商、合谷、鱼际穴，用力均匀，力度适中，重复1分钟。

足部按摩

1. 食指近侧指间关节刮压喉·气管·食管反射区，反复操作2~3分钟。
2. 泡脚至全脚放松后，按摩心、肺·支气管、脾、肾反射区各2分钟，以局部有酸胀感为宜。
3. 食指桡侧缘刮输尿管、膀胱反射区各3~5次，以局部有酸麻胀感为宜。

28 口腔溃疡

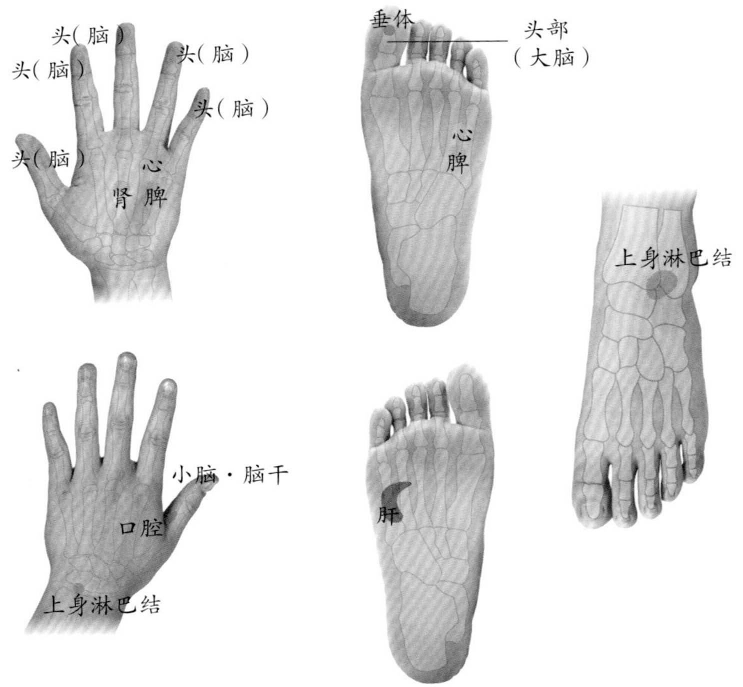

手部按摩

1. 拇指指腹按揉口腔反射区5次。
2. 放松手部，拇指轻轻按揉头（脑）、小脑·脑干、上身淋巴结反射区各10次。
3. 点按肾、心、脾反射区各5~10次，力度适中，手法要逐渐渗透。

足部按摩

1. 泡脚至全脚放松后，按摩头部（大脑）、上身淋巴结反射区，以局部有酸胀感为宜。
2. 食指近侧指间关节点按或用踩核桃的方式按压垂体、心、肝、脾反射区各5~10次。

29 鼻炎

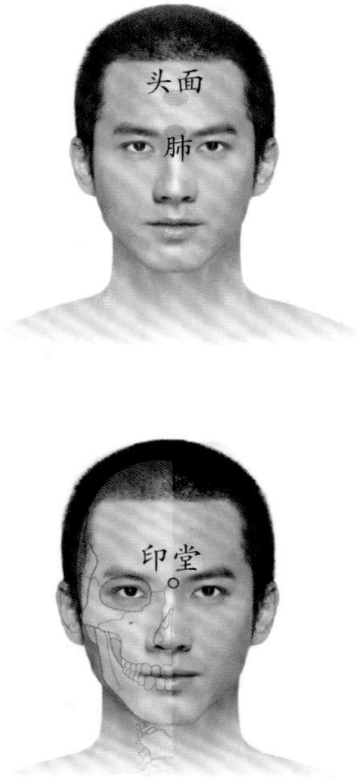

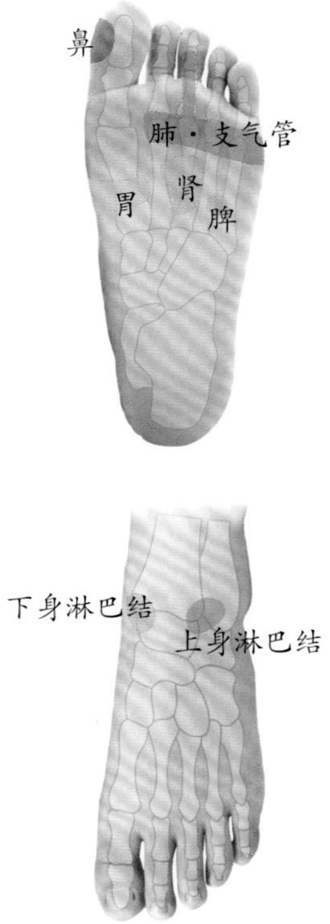

头面部按摩

1. 指推印堂穴 2 分钟，每分钟 90 次。
2. 用工具如铅笔点按头面、肺反射区各 10~15 次，以局部有酸胀感为宜。

足部按摩

1. 泡脚至全脚放松后操作，按摩鼻反射区，以局部有热胀感为宜。
2. 食指刮压或用尖状物点按肺·支气管、胃、肾、脾反射区各 30 次，以局部有热胀感为宜。
3. 按摩上身淋巴结、下身淋巴结反射区各 3~5 分钟，以局部有热胀感为宜。

30 耳鸣耳聋

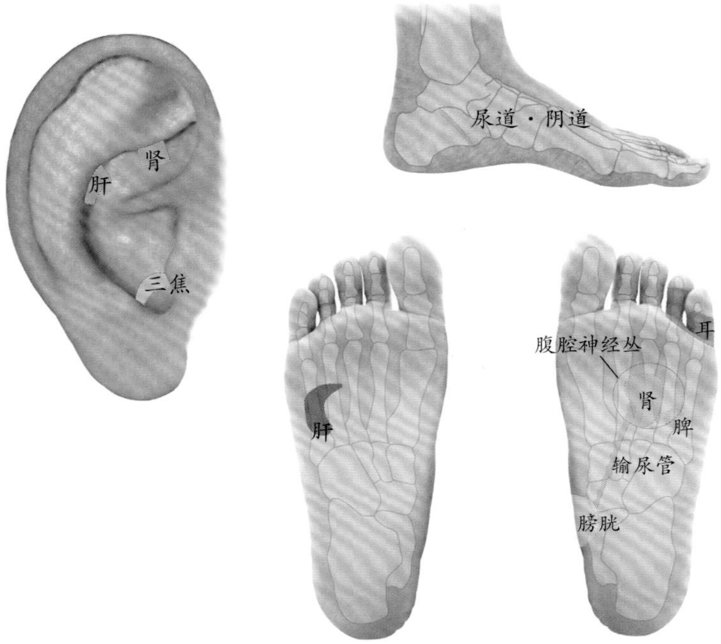

耳部按摩

1. 按摩棒揉肾反射区 3 分钟，每分钟 75 次。
2. 将王不留行籽贴附于肝反射区，点按 3 分钟，每分钟 90 次。
3. 拇指指腹揉三焦反射区，每分钟 120 次。

足部按摩

1. 泡脚至全脚放松后，按摩耳、肝、肾、脾反射区各 2 分钟，以局部有酸胀感为宜。
2. 食指近侧指间关节刮压腹腔神经丛、尿道·阴道、肾、输尿管、膀胱反射区各 3~5 次。
3. 左手掌搓摩右脚心，以透热为度，以局部有酸麻胀感为宜。

31 近视

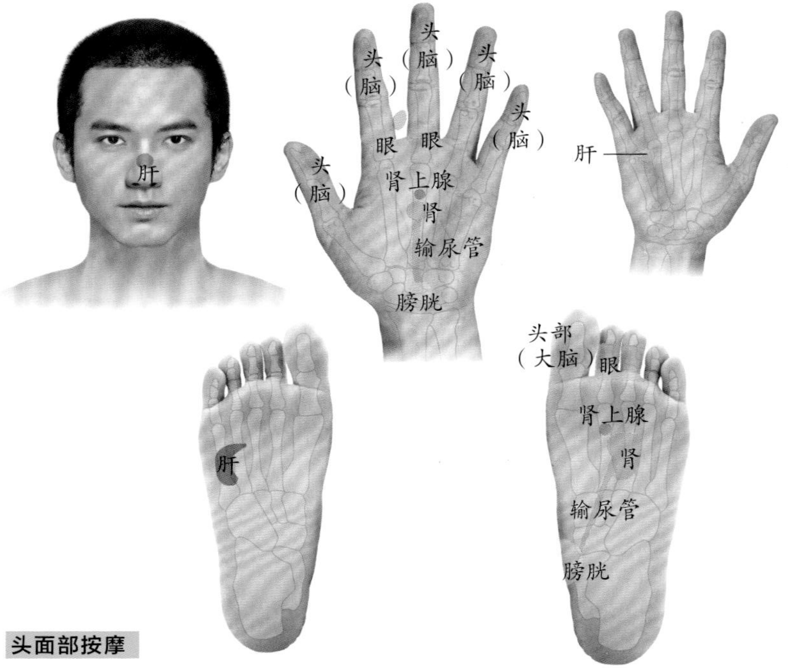

头面部按摩

1. 用工具如铅笔点按后头部，以局部有热胀感为宜。
2. 按摩肝反射区 3~5 分钟，以局部有热胀感为宜。

手部按摩

1. 放松手部，拇指轻轻按揉头（脑）、眼、肝反射区，以局部有酸痛感为宜。
2. 食指近侧指间关节点按肾、肾上腺、输尿管、膀胱反射区各 2~3 分钟，用力均匀，力度适中。

足部按摩

1. 用工具如铅笔点按眼反射区 30~50 次，以局部有热胀感为宜。
2. 按摩头部（大脑）、肝反射区 3~5 分钟，以局部有热胀感为宜。
3. 泡脚至全脚放松后，拇指点按肾、肾上腺、输尿管、膀胱反射区。

32 乳腺增生

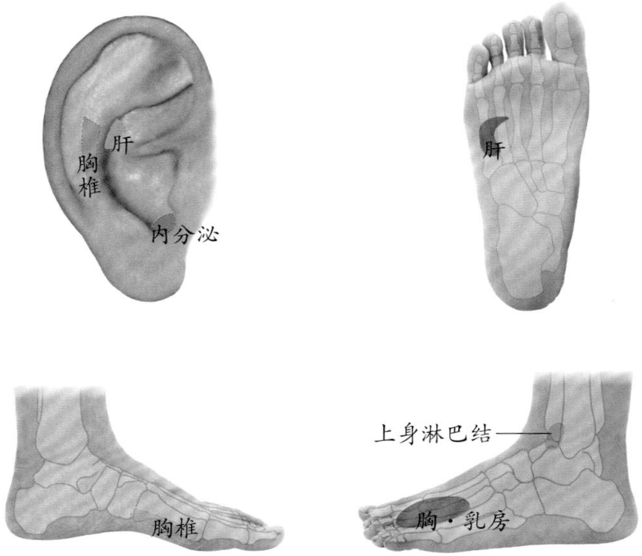

耳部按摩

1. 按摩棒揉胸椎反射区 5 分钟，压力适中，每分钟 75 次。
2. 将王不留行籽贴附于肝反射区，轻按 5 分钟，每分钟 75 次，被按摩者配合深呼吸。
3. 食指指腹按揉内分泌反射区 5 分钟，力度适中，每分钟 75 次。

足部按摩

1. 食指近侧指间关节刮压上身淋巴结反射区 2~3 分钟。
2. 泡脚至全脚放松后，掐按肝反射区 5~6 次，以局部有酸胀感为宜。
3. 食指桡侧缘刮胸椎、胸・乳房反射区各 5 分钟，以局部有酸麻胀感为宜。

33 月经不调

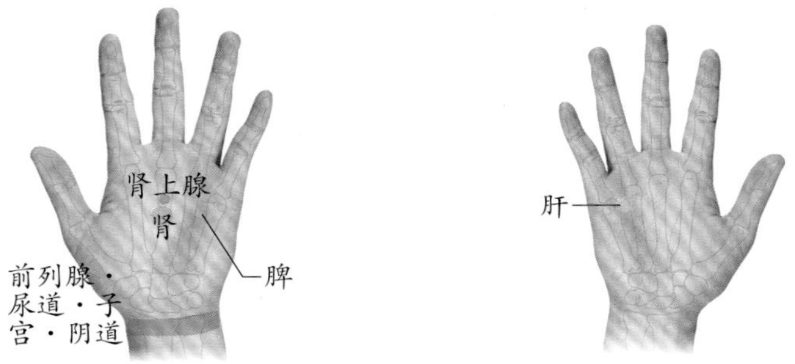

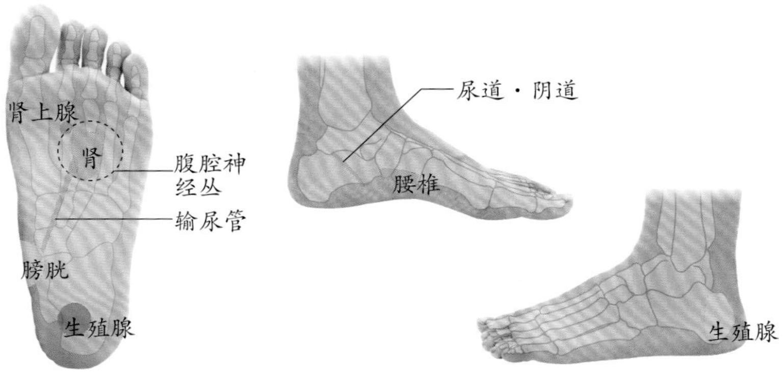

手部按摩

1. 点按或推按肾、肾上腺、肝、脾反射区各 20 次。
2. 揉掐前列腺·尿道·子宫·阴道反射区各 20 次，手法要由轻到重，再由重到轻。

足部按摩

1. 食指桡侧缘刮压腰椎、生殖腺、尿道·阴道反射区各 50 次，以局部有酸麻胀感为宜。
2. 食指近侧指间关节刮肾上腺、腹腔神经丛、肾、输尿管、膀胱反射区各 5 次。

34 痛经

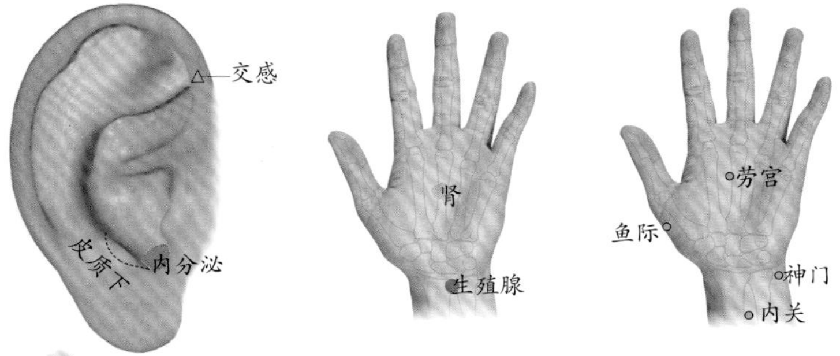

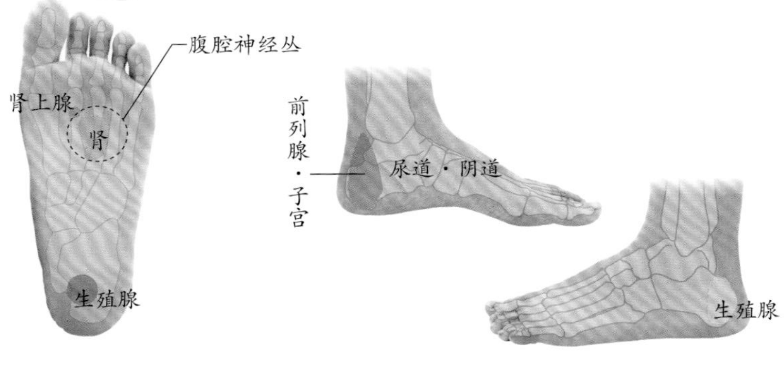

耳部按摩

1. 食指近侧指间关节按揉内分泌反射区 2 分钟，酌情用力，每分钟 75 次。
2. 将王不留行籽贴附于皮质下反射区，按揉 3 分钟，每分钟 60 次。
3. 用按摩棒揉交感反射区 3 分钟，酌情用力，每分钟 150 次。

手部按摩

1. 在肾、生殖腺反射区以重手法点、按、揉进行按摩，每个部位持续 1~3 分钟。
2. 用按摩工具推按鱼际穴 2 分钟。
3. 拇指尖揉掐神门、内关、劳宫穴各 2~3 分钟。

足部按摩

1. 双拇指推压或用电吹风吹生殖腺反射区 50 次，以局部有热胀感为宜。
2. 揉掐或推按肾上腺、腹腔神经丛、肾反射区各 3~5 次。
3. 拇指推压尿道·阴道、前列腺·子宫反射区各 20~30 次。

35 围绝经期综合征

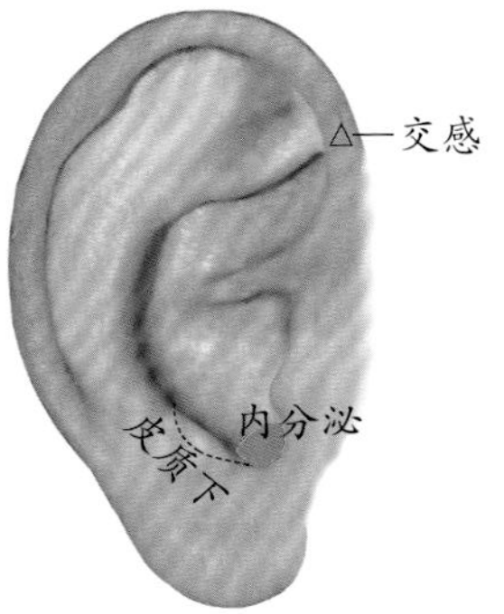

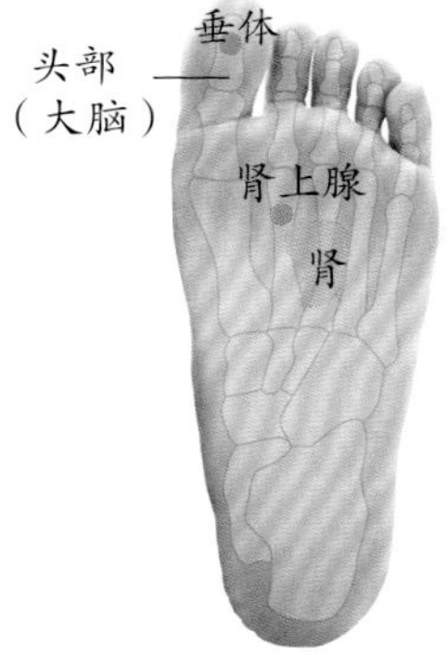

耳部按摩

1. 用按摩棒稍用力按内分泌反射区 3 分钟，每分钟 60 次。
2. 拇指指腹按揉皮质下反射区 3 分钟，力度适中，每分钟 75 次。
3. 将王不留行籽贴附于交感反射区，点按 3 分钟，每分钟 90 次。

足部按摩

1. 泡脚至全脚放松后，按摩肾、肾上腺反射区，以局部有轻度胀痛感为宜。
2. 用工具如铅笔点按头部（大脑）、垂体反射区各 30 次。

36 阳痿

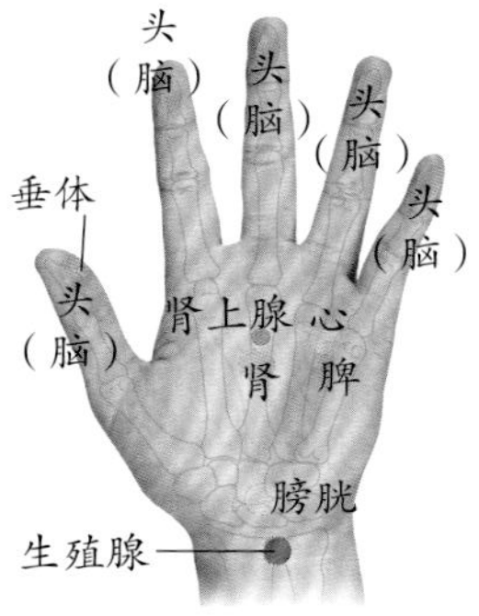

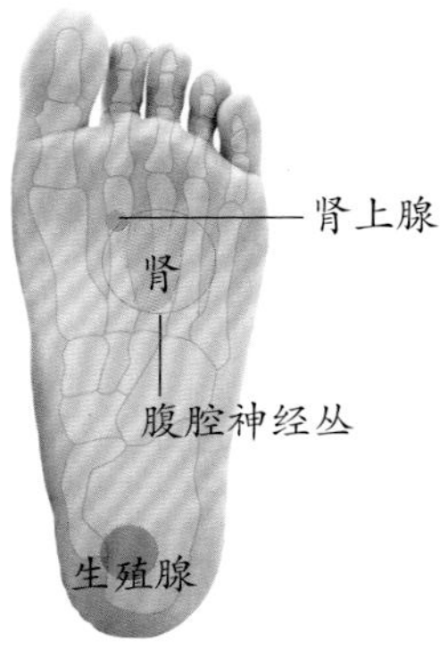

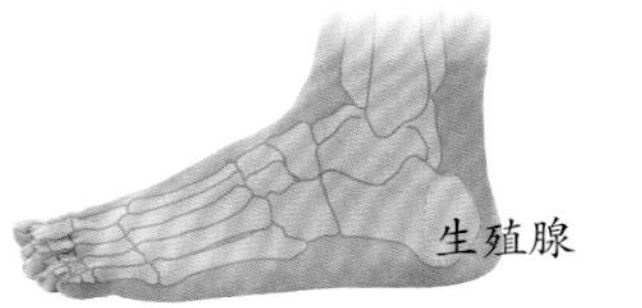

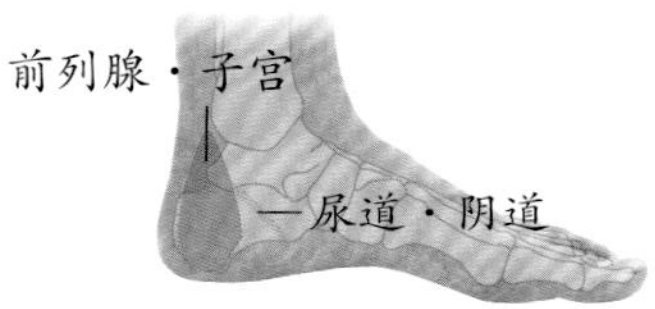

手部按摩

1. 食指近侧指间关节按揉头（脑）、垂体、肾、心、脾反射区各 10 次。
2. 揉掐或推按生殖腺反射区 10 次。
3. 揉掐或推按肾上腺、肾、膀胱反射区各 5 分钟，每分钟 20~30 次。

足部按摩

1. 食指桡侧缘刮压生殖腺、前列腺・子宫、尿道・阴道反射区各 50 次，以局部有酸麻胀感为宜。
2. 按摩肾上腺、肾反射区各 2 分钟。
3. 食指指尖推压腹腔神经丛反射区 10 次。

37 早泄

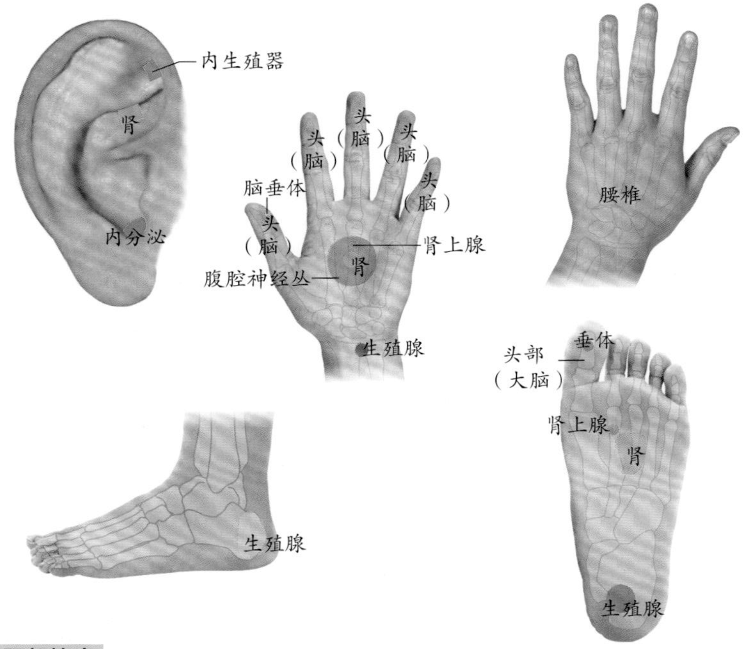

耳部按摩

1. 按摩棒揉内生殖器反射区 3 分钟，压力适中，每分钟 60 次。
2. 按摩棒推肾、内分泌反射区各 4 分钟，压力稍轻，每分钟 75 次。

手部按摩

1. 点按生殖腺、头（脑）、垂体反射区各 20 次，以被按摩者能耐受为度。
2. 放松手部，拇指轻轻按揉腰椎反射区 10 次。
3. 食指近侧指间关节点按肾上腺、腹腔神经丛、肾反射区各 5 次，用力均匀，力度适中。

足部按摩

1. 泡脚至全脚放松后操作，按摩生殖腺、肾上腺、肾反射区各 2 分钟，以局部有酸胀感为宜。
2. 拇指指腹按揉头部（大脑）、垂体反射区各 5 分钟。

38 遗精

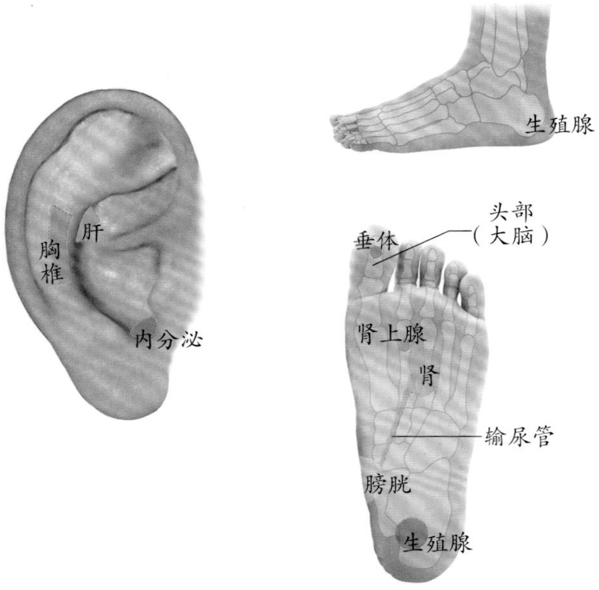

耳部按摩

1. 按摩棒揉胸椎反射区 5 分钟，压力适中，每分钟 75 次。
2. 将王不留行籽贴附于肝反射区，轻按 5 分钟，每分钟 75 次，被按摩者配合深呼吸。
3. 拇指指腹按揉内分泌反射区 5 分钟，力度适中，每分钟 75 次。

足部按摩

1. 食指桡侧缘刮生殖腺反射区 5 分钟，以局部有酸麻胀感为宜。
2. 泡脚至全脚放松后，按摩头部（大脑）、垂体反射区各 2 分钟，以局部有酸胀感为宜。
3. 食指近侧指间关节刮压肾上腺、肾、输尿管、膀胱反射区各 2~3 分钟。

39 前列腺炎

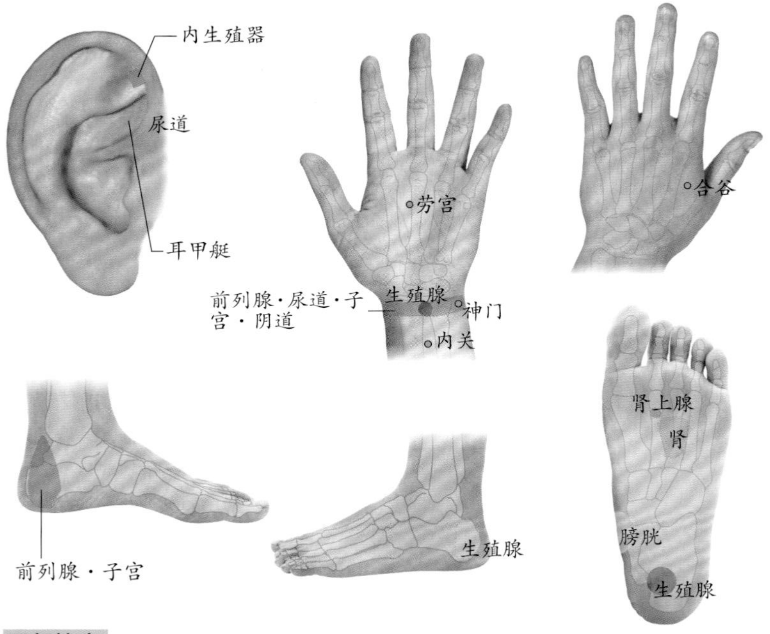

耳部按摩

1. 按摩棒揉内生殖器反射区 3 分钟，每分钟 75 次。
2. 食指指腹按揉尿道反射区 3 分钟，力度适中，每分钟 75 次。
3. 指揉耳甲艇部 3 分钟，酌情用力，每分钟 75 次。

手部按摩

1. 揉掐或推按前列腺·尿道·子宫·阴道、生殖腺反射区各 20~30 次，每分钟 30~60 次。以局部有热胀感为宜，手法连贯、均匀、柔和，要由轻到重，再由重到轻，逐渐渗透。
2. 点按合谷、神门、劳宫、内关穴各 2 分钟。

足部按摩

1. 食指近侧指间关节点按前列腺·子宫、生殖腺反射区各 5 分钟，用力均匀，力度适中。
2. 点按肾、膀胱反射区，力度以被按摩者耐受为度，以局部有酸胀感为宜。
3. 手指搓擦肾上腺反射区 30 次，以足有透热感为宜。

40 落枕

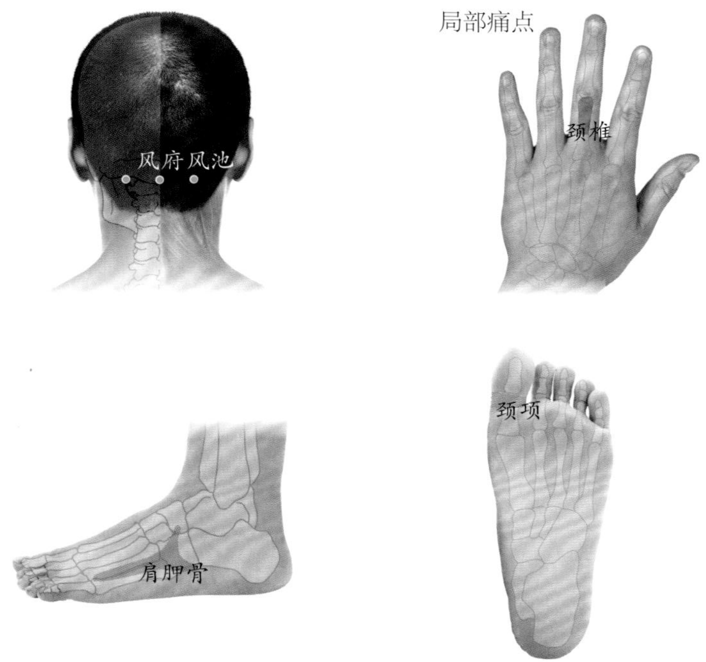

头面部按摩

1. 拇指重叠稍用力按压风池穴 5~6 次，每次停留片刻后放松。同法按压对侧风池穴。
2. 拇指指腹按揉风府穴和局部痛点各 2 分钟，力度适宜。

手部按摩

拇指从上到下推压颈椎反射区 5~7 次。

足部按摩

1. 手握住脚板固定，摇转足拇趾 10 次，顺时针和逆时针方向交替进行。
2. 拇指按压颈项反射区 10 次，由足小趾侧向足拇趾侧推压。
3. 双手拇指指腹从脚趾至脚跟方向推压肩胛骨反射区 5~7 次，以透热为度。

11 颈椎病

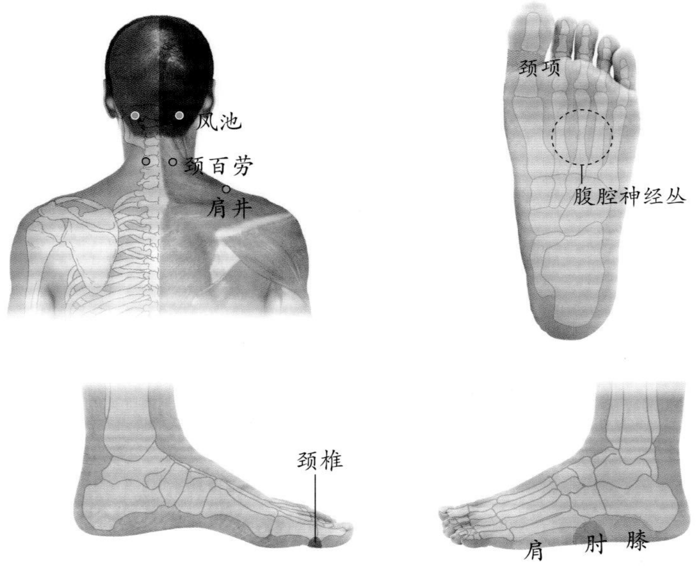

头面部按摩

两手食指、中指并拢按揉两侧风池穴，力度稍重，每次停留片刻后放松。

脊背按摩

1. 两手拇指交叉按揉肩井穴 5~6 次，每次停留片刻后放松。同法按压对侧肩井穴。
2. 拇指指腹按揉颈百劳穴 2 分钟，力度适宜。

足部按摩

1. 点按颈椎、颈项反射区各 5~10 次，按摩力度以局部胀痛为宜。
2. 食指推压或以双指钳按摩肩、肘、膝反射区各 10~20 次。
3. 食指刮压或拇指推压腹腔神经丛反射区 3~5 次。

12 肩周炎

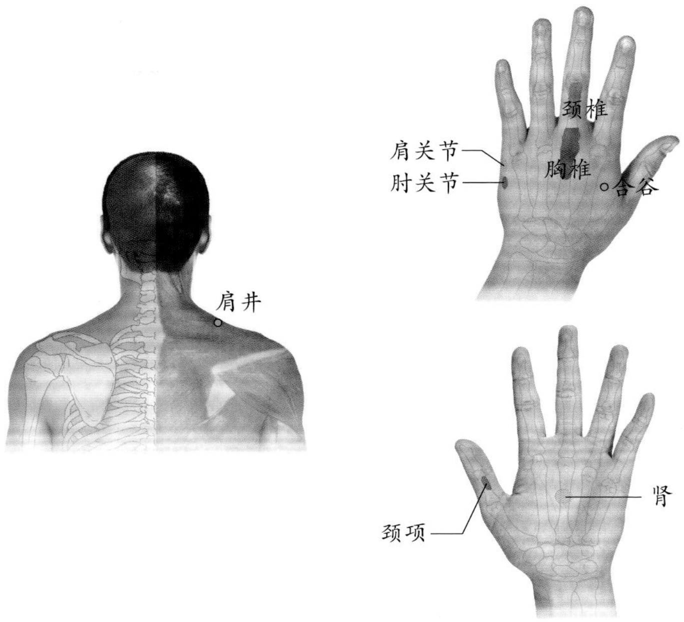

脊背按摩

1. 两手拇指交叉按揉肩井穴 5~6 次，每次停留片刻后放松。
2. 拇指指腹按揉肩关节周围痛点 2 分钟，力度适宜，边按边活动肩关节。

手部按摩

1. 用中等力度点按合谷穴，每穴 1~2 分钟，以局部有酸麻感为宜。
2. 点按后推按肩关节、肘关节、肾、颈项、颈椎、胸椎反射区各 1~2 分钟。

13 腰痛

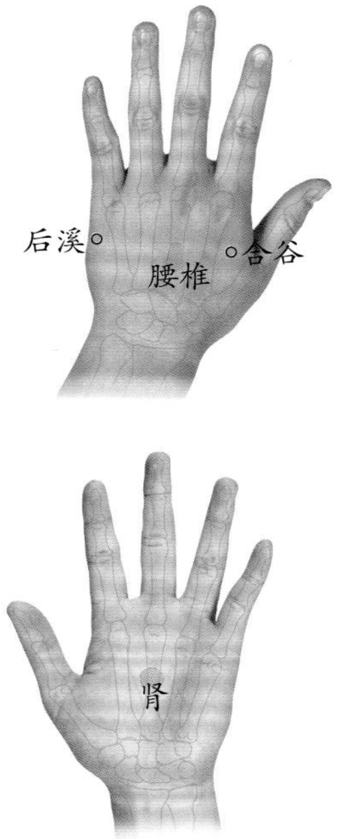

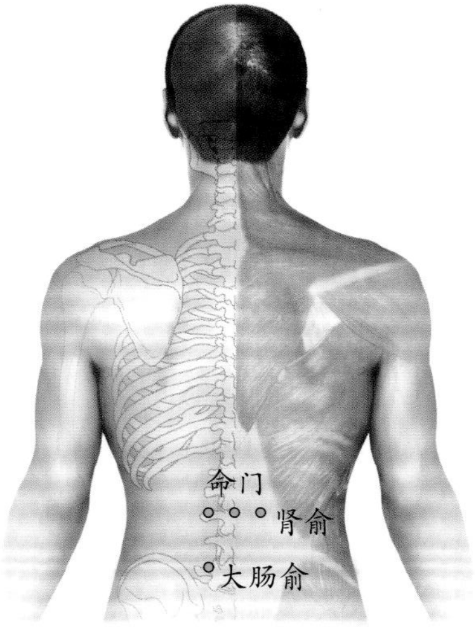

脊背按摩

1. 两手握拳绕于背后，用食指指腹稍微用力按压两侧大肠俞穴各 2 分钟，每次停留片刻后放松。
2. 两手握拳绕于背后，用关节处稍微用力按压两侧肾俞、命门穴各 2 分钟，每次停留片刻后放松。

手部按摩

1. 点按或推按肾反射区 1 分钟，以局部有胀痛感为宜。
2. 用按摩棒按揉腰椎反射区 2~3 分钟，每分钟 20~40 次。
3. 按揉合谷、后溪穴各 2~3 分钟，以局部有酸胀感为宜。

14 急性腰扭伤

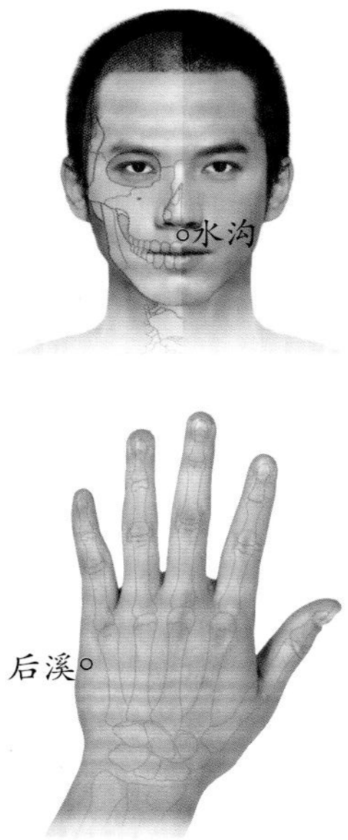

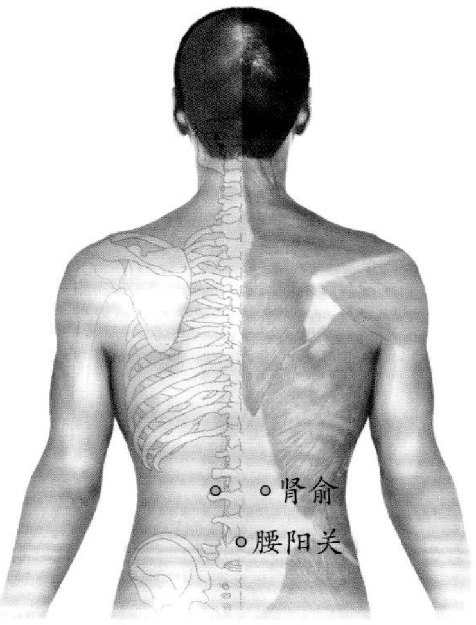

头面部按摩

拇指指甲掐按水沟穴 30 下，掐后再揉按 30 下，力度宜稍重。

脊背按摩

两手握拳绕于背后，用指关节稍微用力按压两侧肾俞、腰阳关穴各 2 分钟，每次停留片刻后放松，重复 5~6 次。

手部按摩

拇指稍用力按压后溪穴 5~6 次，每次停留片刻后放松。同法按压对侧后溪穴。

⑮ 膝关节炎

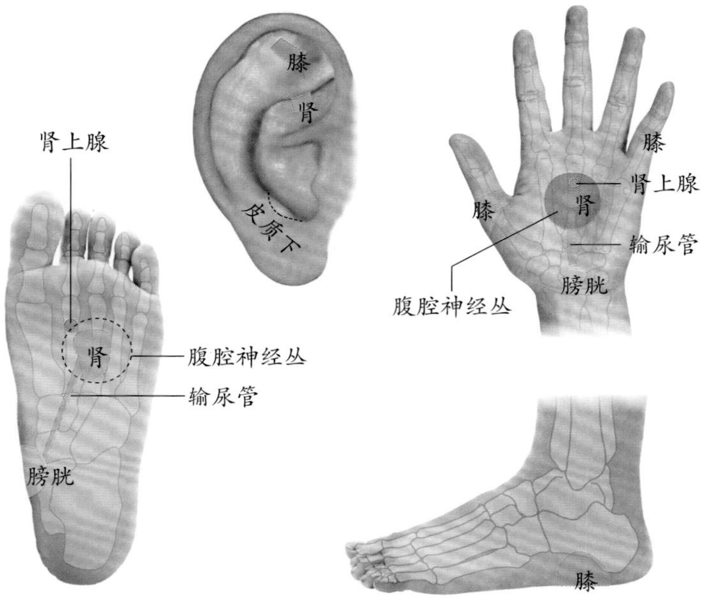

耳部按摩

1. 按摩棒推膝反射区 3 分钟，每分钟 120 次。
2. 将王不留行籽贴附于肾反射区，按压 2 分钟，每分钟 75 次。
3. 拇指指腹按揉皮质下反射区 2 分钟，力度适中，每分钟 75 次。

手部按摩

1. 食指近侧指间关节点按肾、肾上腺、输尿管、腹腔神经丛、膀胱反射区各 2~3 分钟，以局部有轻度胀痛为宜。
2. 拇指指腹点按膝关节对应的全息区，以被按摩者耐受为度。

足部按摩

1. 泡脚至全脚放松后，按摩肾、肾上腺、输尿管、腹腔神经丛、膀胱反射区，以局部有酸胀感为宜。
2. 用软毛牙刷刷膝反射区 2~3 分钟。

⑯ 踝关节扭伤

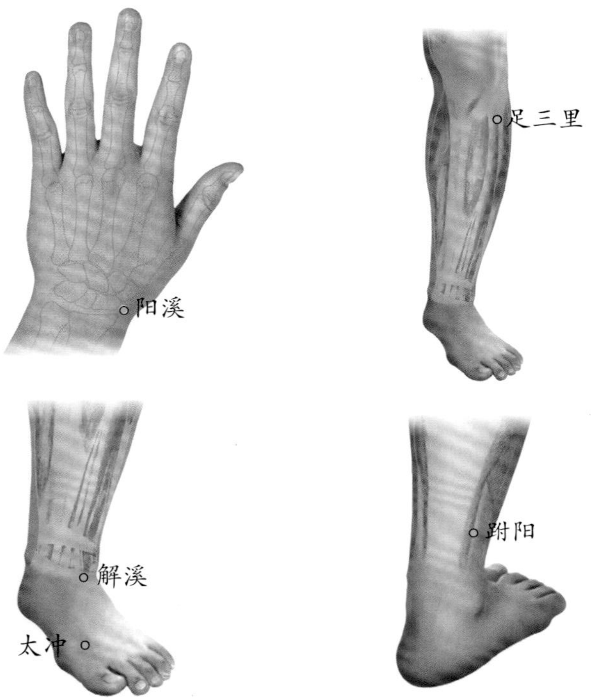

手部按摩

掐压阳溪穴，并活动踝关节，双手各 3 分钟。

足部按摩

1. 指推足三里、解溪、跗阳穴各 3 分钟，每分钟 75 次。
2. 拇指指腹按揉太冲穴 1 分钟，用力稍重，每分钟 75 次。
3. 指推踝部，分别沿以内踝和外踝为圆心的圆周逐点推动，每个着力点推 1 分钟，每分钟 75 次。

17 足跟痛

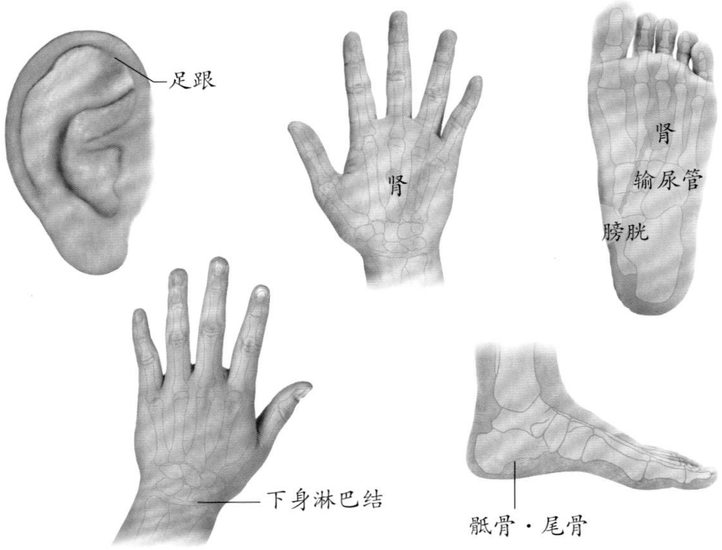

耳部按摩

用工具如铅笔点按足跟反射区 30~50 次，以局部有热胀感为宜。

手部按摩

1. 点按肾反射区，力度以被按摩者耐受为度，以局部有酸胀感为宜。
2. 食指近侧指间关节点揉下身淋巴结反射区 2~3 分钟，用力均匀，力度适中。

足部按摩

1. 泡脚至全脚放松后，按摩肾、输尿管、膀胱反射区各 2 分钟，以局部有热胀感为宜。
2. 拇指指腹推按骶骨・尾骨反射区，以局部有热胀感为宜。
3. 食指近侧指间关节按揉足跟的压痛点及其周围各 5~10 分钟，拿小腿后侧腓肠肌 3 分钟，擦热足跟并热敷。

18 痔疮

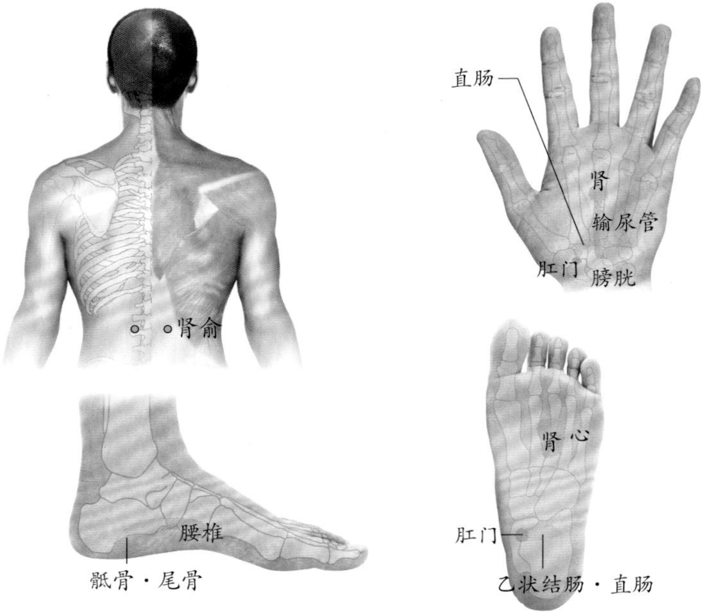

脊背按摩

两手握拳绕于背后，用食指指腹稍微用力按压两侧肾俞穴各 2 分钟，每次停留片刻后放松，重复 5~6 次。

手部按摩

1. 放松手部，拇指轻轻按揉肛门、直肠反射区，按摩的手法要柔和渗透。
2. 食指近侧指间关节点按膀胱、输尿管反射区 1 分钟，用力均匀，力度适中。
3. 点按肾反射区，力度以被按摩者耐受为度，以局部有酸胀感为宜。

足部按摩

1. 食指近侧指间关节刮压肛门、乙状结肠・直肠反射区各 2~3 分钟。
2. 泡脚至全脚放松后，按摩心、肾反射区各 2 分钟，以局部有酸胀感为宜。
3. 食指桡侧缘刮骶骨・尾骨、腰椎反射区各 3~5 次。